Der Weg ins Leben ohne Magen

Dieser Ratgeber …

- hilft Ihnen, die ersten Tage nach der Magenentfernung zu Hause zu bewältigen.

- hilft Ihnen, die richtigen Speisen auszuwählen. Was können, was dürfen Sie essen?

- gibt Ihnen einfache Regeln für die Ernährung und Lebensführung an die Hand.

- hilft Ihnen, Ihre neue Situation zu verstehen.

- hilft Ihnen, wieder Speisen zu genießen.

- gibt Ihnen Ideen für Rezepte.

- ist nicht nur für Patienten und Angehörige, sondern auch für Ärzte, Ernährungsberater und Psychoonkologen geeignet.

Der Weg ins Leben ohne Magen

Hanswerner Bause

2. erweiterte Auflage

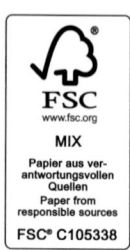

Bibliografische Information der Deutschen Bibliothek:
Die Deutsche Bibliothek verzeichnet diese Publikation in der Deutschen Nationalbibliografie; detaillierte bibliografische Daten sind im Internet über http://dnb.ddb.de abrufbar.

2. erweiterte Auflage 2023

Herstellung und Verlag: BoD – Books on Demand, Norderstedt

Medizinlektorat:	Dr. Becker
Korrektorat:	Team Wallmow 65
Covergestaltung:	Camilla Mitura, Grafikbüro lichterloh
Satz und Layout:	Joh.-Christian Hanke

ISBN:	978-3-7578-8821-3

Bildnachweis:	Zeichnungen auf S. 35 und 82: Katharina Raczeck; Fotos auf S. 53 v. l. n. r.: Life of Pix (Pexels), Gian Cescon (Unsplash), Faomero Photography (Pexels), S. 152: Polina Tankilevitch (Pexels), S. 164: Kampus Productions (Pexels), ansonsten Autor bzw. www.magenlosnichtgaumenlos.com mit freundl. Genehmigung

Dieses Buch ist Dorothee gewidmet

Inhaltsverzeichnis

Geleitwort

Das »Leben ohne Magen« ist wahrlich kein leichtes Thema, wünscht man doch niemandem einen Anlass, sich damit beschäftigen zu müssen. Dennoch es gibt zu viele Menschen, die sich der Entfernung ihres Magens unterziehen müssen; immer steckt eine ernste, oft lebensbedrohliche Krankheit dahinter. In einer solchen Situation stürmen viele Fragen auf die Betroffenen und ihre Angehörigen ein. Vor und nach der Operation wird vieles erklärt und besprochen, vieles aber auch nicht. Und wenn der Bauch wehtut und der Kopf dröhnt, kann mancher Patient das gar nicht alles erfassen. Zurück in der häuslichen Umgebung stellen sich neue Fragen und Probleme auch jenseits der hausärztlichen Betreuung.

Um diese Situation zu erleichtern, wurde der vorliegende Ratgeber geschrieben.

Er gibt Antwort auf viele Fragen von Betroffenen und Angehörigen. Der Autor weiß, wovon er schreibt: Professor Bause hat als Chefarzt eines großen Krankenhauses unzählige Menschen vor und nach großen Operationen betreut, und er kümmert sich in seinem nächsten persönlichen Umfeld um einen betroffenen Mitmenschen. Er schreibt also gleichermaßen aus der Sicht eines Fachmanns und eines Angehörigen; darin besteht der besondere Wert dieses Buchs.

Dem Buch ist eine dankbare Wertschätzung von betroffenen Lesern zu wünschen, denen es in ihrer schwierigen Situation als hilfreicher Ratgeber zur Seite steht.

Prof. Dr. med. Friedrich Hagenmüller, Hamburg, 2021
▪ ehemals Chefarzt der Asklepios Klinik Altona

Einleitung

Dieser Ratgeber soll und kann eine Hilfe für Patienten und Angehörige sein, die gerade eine operative totale Magenentfernung hinter sich oder noch vor sich haben, denn nicht immer bleibt im Krankenhaus genug Zeit, um über alle wichtigen Aspekte zu sprechen. Auch für die Angehörigen ist dieses Buch wertvoll, weil es ihnen helfen kann, ihre Lieben mit ihren Nöten und Ängsten besser zu verstehen und ihnen eine wertvolle Unterstützung und Hilfe zu sein.

> Dieses Buch ist nicht für Menschen mit Teilentfernung des Magens gedacht, da die pathophysiologischen Umstände ganz andere sind.

Vielleicht ist dieser Ratgeber auch hilfreich für Ernährungsberater und Ernährungsmediziner, die in der Ernährungsberatung tätig sind, für Hausärztinnen und Hausärzte sowie Psychoonkologen. In den Kapiteln 5, 6 und 8 werden Hintergrundinformationen zu Anatomie, Pathophysiologie und Stoffwechselvorgängen geliefert, die wichtig sind, um die postoperative Lage der Patienten besser verstehen zu können.

Erfahrungsgemäß werden häufig Informationen und Ratschläge, die den Patienten im Krankenhaus bei der Visite oder in der Sprechstunde gegeben werden, nicht richtig wahrgenommen, weil sie sich in einer besonderen Stresssituation befunden haben. Oft wird aus diesem Grund auch vergessen, Rückfragen zu stellen. Deshalb kann es hilfreich sein, wenn der Lebenspartner oder ein enger Angehöriger bei den Gesprächen anwesend ist. Und daher ist es praktisch, wenn man zu Hause, in einem Ratgeber wie diesem, vieles in Ruhe nachlesen kann.

Die konsequente Nachsorge nach der Gastrektomie und einer eventuell notwendigen Chemotherapie der Patienten nach Behandlung eines Magenkarzinoms kann in zwei Bereiche aufgegliedert werden: Das onkologische Ziel ist die Früherkennung des Tumor-Rezidivs, der dann sinnvolle therapeutische Maßnahmen folgen sollten. Die internistische Aufgabe im Rahmen der Nachsorge ist die Diagnose und Behandlung des »Postgastrektomie-Syndroms« und der Mangelernährung. Dieses Syndrom resultiert daraus, dass sich als Folge der Magenentfernung die Anatomie und Funktion des gesamten Dünndarms verändert hat.

Es wird geschätzt, dass es weltweit über 1 Million neue Erkrankungen jedes Jahr an Magenkrebs gibt. Nach Angaben des Robert Koch-Instituts erkranken in Deutschland pro Jahr etwa 17.000 Personen an Magenkrebs, davon rund 9.200 Männer. Der Magenkrebs stellt bei Männern die sechsthäufigste Tumorerkrankung dar. Bei Frauen ist die Häufigkeit des Tumors etwas geringer. Ein bösartiger Tumor des Magens (Magenkrebs, Magenkarzinom) entwickelt sich meist in der Magenschleimhaut. Er geht zu 95 Prozent vom Drüsengewebe aus. Erfreulicherweise sinken mittlerweile die Erkrankungszahlen, dennoch gehört der Magenkrebs noch immer zu den häufigsten tumorbedingten Todesursachen. Das hängt insbesondere damit zusammen, dass der Magenkrebs meist spät und manchmal sogar zu spät erkannt wird.

In Deutschland wurden 2021 mehr als 6.500 Magenentfernungen bei Tumoren durchgeführt. Nach der operativen Magenentfernung treten sehr häufig verschiedene Zeichen und Beschwerden [2] auf, die von Fachleuten unter dem Begriff »Postgastrektomie-Syndrom« zusammengefasst werden. Diese Symptome können isoliert auftreten oder Patienten können gleichzeitig unter mehreren dieser Beschwerden leiden. Sie als Patient benötigen ein gutes Verständnis der Ursachen der Beschwerden, damit Sie Ihre Lebensführung danach ausrichten und so die Art und Weise des »genussvollen Essens und Trinkens« wieder erlernen können.

Mir ist dabei durchaus bewusst, dass das differenzierte Eingehen auf die Probleme des »Postgastrektomie-Syndroms« den einen oder anderen überfordern kann, weil er am liebsten seine Erkrankung vergessen möchte. Für viele Betroffene mag es aber hilfreich sein, zu verstehen, warum die Beschwerden bestehen und wie man sie lindern kann. Deshalb soll Ihnen dieser Ratgeber helfen, mit Ihrer neuen Situation besser zurechtzukommen. Es gibt Passagen, die wohl nur für medizinisch interessierte und vorgebildete Menschen interessant sind, da sie sehr in die Tiefe gehen.

Sie sind mit einem senkrechten Strich und folgendem Zeichen versehen:

Fachbegriffe, die im Text erwähnt werden, werden erklärt, wenn sie für das Textverständnis wichtig sind. Wenn nicht, können Sie einfach darüber hinweglesen oder Sie blättern zum Ende des Buches. Dort finden Sie sie in einem Glossar erklärt.

Dieser Ratgeber ist entstanden aus dem direkten Miterleben der prä-, intra- und postoperativen Phase einer Betroffenen nach einer Gastrektomie und somit geprägt durch persönliche Eindrücke. Es war beeindruckend mitzuerleben, wie professionell das operative Vorgehen war, aber ebenso ernüchternd war es, zu sehen, welche Wertschätzung der Ernährungstherapie nach einem solchen Eingriff zugemessen wurde. Viele Betroffene werden postoperativ nicht sofort einer adäquaten Hilfe und Unterstützung zugeführt, zumal nicht alle Tumornachsorgekliniken mit »magenlosen« Patienten vertraut sind.

Hanswerner Bause, Hamburg, 2021

Vorwort zur 2. Auflage

Liebe Leser,

mich hatte zunächst das hautnahe Miterleben eines nahestehenden Menschen nach der Gastrektomie geprägt und mich angeregt, die gemachten Erfahrungen und recherchierten medizinischen Erkenntnisse aufzuschreiben.

Jetzt – nach mehrjährigem Abstand zur 1. Auflage – sehe ich manche Dinge noch etwas differenzierter. Manche Themen scheinen mir in dem Ratgeber zu kurz gekommen sein, sodass ich in der 2. Auflage Ergänzungen einfügen möchte.

Das betrifft die Themen:

- Vagotomie (Durchtrennung des Vagus)
- Vitamine, speziell Vitamin B12
- Impfungen
- Nahrungsergänzung mit Omega-3-Fettsäuren
- Salmonellengefahr beim Genuss von rohen Eiern
- Anpassung der Kreon-Dosis

Außerdem gibt es einen erweiterten Rezeptteil mit wenigen eigenen Rezepten und zahlreichen Beispielen aus der Rezeptsammlung »Magenlosnichtgaumenlos«.

Hanswerner Bause, Hamburg, 2023

1 Wie kommt es zu Magenkrebs?

Obwohl weltweit sehr viel Geld in die Erforschung des Krebses investiert wird, haben wir immer noch ein lückenhaftes Wissen über den Krebs, das zwar zunehmend kleiner wird, aber eben immer noch zahlreiche Fragen unbeantwortet lässt. Inzwischen kennen wir bestimmte Faktoren, die das Risiko, an Magenkrebs zu erkranken, erhöhen. Eine erbliche Veranlagung (z. B. Familien mit sog. Lynch-Syndrom), sowie Ernährungsfaktoren spielen wahrscheinlich eine bedeutende Rolle. Ferner wissen wir, dass eine Infektion des Magens mit dem Bakterium Helicobacter und verschiedene Vorerkrankungen des Magens (z. B. atrophische Gastritis, Magenteilresektion) das Risiko einer Krebserkrankung erhöhen können. Rauchen gehört ebenso zu den Risikofaktoren für die Entstehung des Magenkrebses [4].

Eine der Besonderheiten des Magenkrebses ist es, dass er zu Anfang so gut wie keine Beschwerden bereitet. Der Krebs wird dadurch häufig erst spät und manchmal zu spät erkannt. In jüngster Zeit hat sich jedoch die Früherkennung und Behandlung dieser Erkrankung (mit einer Kombination aus radikaler Operation und adjuvanter Therapie) erheblich verbessert, sodass sich die Überlebensraten deutlich verbessert haben [1].

Die ersten Anzeichen, die auf Magenkrebs hindeuten, sind meist sehr unspezifisch: Schmerzen im Oberbauch, Übelkeit und Appetitmangel. Manchmal kann es auch nur der »Rückenschmerz« sein.

Wenn Sie die folgenden Warnsignale bemerken, sollten Sie Ihren Arzt aufsuchen, um die Ursachen klären zu lassen [45]:

- Oberbauchbeschwerden
- Druck- und Völlegefühl

- Aufstoßen

- Mundgeruch

- Übelkeit

- Erbrechen

- Blähungen

- Appetitlosigkeit

- plötzliche Abneigung gegen bestimmte Speisen, besonders gegen Fleisch

- Gewichtsverlust

- schwarzer Stuhlgang (»Teerstuhl«)

- Blässe und Abgeschlagenheit

- Leistungsabfall

Viele Patienten mit Magenkrebs haben bereits zum Zeitpunkt der Diagnosestellung an Gewicht verloren, ohne dass sie diesem Befund schon vorher einen besonderen Wert beigemessen hätten. Ihnen fällt es nach großen Magenoperationen wie der totalen Magenentfernung (die totale Magenentfernung in der Medizin wird Gastrektomie genannt) schwer, ihre Ernährung an die neue Situation anzupassen. Kommen noch eine Chemo- oder Strahlentherapie hinzu, kann das den Körper weiter schwächen. Patienten mit einer fortgeschrittenen Erkrankung haben häufig keinen Appetit und essen dementsprechend zu wenig [40]. Bei manchen Tipps weiß man eher aus praktischer Erfahrung, dass sie manchen Patienten weiterhelfen, anderen dagegen nicht. Probieren Sie es aus!

Merke:

Unser Wissen über die Ursachen des Magenkrebses ist unvollständig. Die ersten Anzeichen, die auf Magenkrebs hindeuten, sind meist sehr unspezifisch: Schmerzen im Oberbauch, Übelkeit und Appetitmangel. Viele Menschen haben bereits dann, wenn sie erfahren, dass sie an Magenkrebs leiden, deutlich an Gewicht verloren.

Magenkrebs kann durch verschiedene Faktoren verursacht werden, darunter erbliche Veranlagung, Ernährungsfaktoren, Helicobacter-Infektion und Vorerkrankungen des Magens. Rauchen erhöht ebenfalls das Risiko. Die Symptome sind oft unspezifisch, wie Schmerzen im Oberbauch, Übelkeit und Appetitmangel. Die Früherkennung und Behandlung von Magenkrebs hat sich verbessert, was zu besseren Überlebensraten führt. Nach einer Magenoperation kann es schwierig sein, die Ernährung anzupassen, und manche Patienten haben keinen Appetit. Es gibt verschiedene Tipps in diesem Ratgeber zur Unterstützung der Ernährung.

2   Die ersten Tage nach der Krankenhausentlassung

Die operative Entfernung des Magens ist ein komplexer chirurgischer Eingriff (sei er konventionell oder laparoskopisch, also mittels Schlüsselloch-technik, durchgeführt). Diese Operation ist nach wie vor nicht ohne Risiko, aber letztlich gibt es keine Alternative [1]. Nach der Operation beginnt für alle Patienten ein »neues geschenktes Leben«.

Man hat Ihnen in der Klinik nach dem Eingriff wahrscheinlich gesagt: »Sie dürfen wieder alles essen und trinken, was Ihnen bekommt«.

Essen Sie, was Sie mögen, häufig, aber in kleinen Portionen und kauen Sie gut.

Die pauschale Aussage, dass Sie essen können, was Sie mögen, ist sehr positiv und motivierend gemeint, aber nicht ganz richtig, denn die Patienten benötigen zumindest im ersten Jahr nach der Magenentfernung speziell angepasste Ernährungskonzepte, um zu verhindern, dass ihr Bauch heftig mit Schmerzen reagiert, wenn sie etwas essen, das ohne Magen kaum verdaut werden kann. Seien Sie nicht allzu enttäuscht, wenn Ihnen die ersten Wochen zu Hause nach der Operation schwerfallen und Sie überrascht feststellen, dass Sie schnell an Gewicht verlieren.

Lassen Sie sich nicht entmutigen!

Sie werden mithilfe einer kompetenten Ernährungsberatung schaffen, die sie vermutlich schon in der Klinik erhalten haben, Ihre Essgewohnheiten umzustellen. Der Gewichtsverlust und die sogenannten Frühdumping-Beschwerden (siehe Kapitel 13) stehen sicherlich in der ersten Phase nach der Operation und auch noch nach der Entlassung aus dem Krankenhaus im Vordergrund.

> Essen und Trinken sollte die Priorität Nr 1 in Ihrem Leben werden.

- Vertrauen Sie Ihrem Geruchssinn!

- Was für Sie unangenehm riecht, wird Ihnen wahrscheinlich nicht bekommen, weil es Widerwillen gegen das Essen erzeugt.

- Versuchen Sie, das Gewicht wenigstens stabil zu halten. Eine Gewichtszunahme wird sehr viel Zeit brauchen und sicher nicht im ersten Jahr nach der Operation erreichbar sein.

- Schaffen Sie einen strukturierten Tagesablauf, damit Sie genügend Zeit für Mahlzeiten haben!

- Lassen Sie sich nicht treiben!

Seien Sie nicht entmutigt, wenn Sie trotz aller Mühen gegen die Übelkeit und den fehlenden Appetit nicht ankommen, und ihr Gewicht nicht halten können.

Die Deutsche Gesellschaft für Ernährungsmedizin e.V. (DGEM) hat festgelegt, wann Sie mit Ihrem Arzt bei großem Gewichtsverlust in Kontakt treten sollten, um das weitere Vorgehen zu besprechen: Die DGEM spricht von einer »krankheitsassoziierten Mangelernährung«, wenn eins der drei Kriterien vorliegt:

- Body-Mass-Index (BMI) unter 18,5 kg/m^2 oder

- ungewollter Gewichtsverlust von mehr als zehn Prozent in den letzten drei bis sechs Monaten oder

- BMI unter 20 kg/m^2 und unbeabsichtigter Gewichtsverlust von mehr als fünf Prozent in den letzten drei bis sechs Monaten.

Wenn eines der Kriterien vorliegt, benötigen Sie dringend ärztliche Hilfe und möglicherweise eine alternative Ernährungsform. Das kann z. B. eine

Dünndarmsonde sein. Über diese Sonde erhalten Betroffene Nahrung, Flüssigkeit und Medikamente. Bei einer Dünndarmsonde kommt ausschließlich eine sogenannte kontinuierliche Nahrungsapplikation über eine Ernährungspumpe infrage, da ja die Reservoir-Funktion des Magens fehlt. Das bedeutet, dass die Nahrung laufend (kontinuierlich) zur Verfügung gestellt wird. Mithilfe der Sonde kann genau dosiert werden, wie viel Nahrung pro Stunde zugeführt werden soll. Alternativ kommt eine parenterale Ernährung (PE) in Betracht, also eine Infusionstherapie über die Vene. Dabei erhält der Patient zur Erhaltung oder Verbesserung seines Ernährungszustands alle notwendigen Nährstoffe direkt über einen Port (Zugang) in die Vene (siehe Kapitel 19).

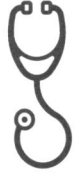

Kachexie:

Die Kachexie (krankhafter Gewichtsverlust) entwickelt sich in einer komplexen Interaktion zwischen Tumor, dem neuroendokrinen und dem Immunsystem des Patienten und der Krebstherapie. Es handelt sich um ein multifaktorielles Syndrom, das eine multimodale Behandlung erfordert. Patienten berichteten in einer Diskussionsrunde [9], dass bereits früh nach Erkrankungsbeginn Einbußen im Geruchs- und Geschmackssinn, Appetitlosigkeit, Übelkeit und Aversionen gegen Nahrungsmittel auftraten. In der Folge entwickeln sich Gewichtsverlust und Schwächesymptome. Schlüsselanzeichen für eine Krebs-Kachexie sind insbesondere ungeplanter Gewichtsverlust und Veränderungen in der Nahrungsaufnahme.

Wenn unmittelbar nach der Gastrektomie eine Anschlussheilbehandlung (AHB) in einer Rehabilitationsklinik geplant ist, treten Sie diese nur dann an, wenn Sie schon wieder gut belastbar sind. Ansonsten warten Sie besser noch z. B. einen Monat, und beginnen Sie erst dann mit der Rehabilitation (Reha). Der Grund dafür ist, dass in der Reha-Einrichtung körperliche Bewegung erwartet wird. Erkundigen Sie sich vorab, ob es in der Rehaklinik eine Ernährungsberatung gibt, die sich mit gastrekrektomierten Patienten auskennt. Das sind leider nur wenige Kliniken in Deutschland.

Noch ein Tipp für einen guten Nachtschlaf:

Es braucht viel Energie, um nach einer Operation gesund zu werden. Manchmal braucht man mehr Schlaf oder ein Mittagsschläfchen. Hören Sie auf Ihren Körper und nutzen Sie die Gelegenheit, sich etwas auszuruhen.

Kissen aller Größen, Formen und Festigkeiten sind hilfreich, um Komfort und Unterstützung beim Schlafen zu bekommen. Für Seitenschläfer bietet das Verstauen eines Kissens unter dem Rücken genau die richtige Unterstützung. Das Umarmen eines festen Kissens unterstützt den empfindlichen Bauchbereich nach der Operation – insbesondere beim Husten oder Niesen. Keilkissen helfen, wenn Sie sich am Anfang nicht wohlfühlen, flach zu liegen, oder wenn Sie Probleme mit dem Gallerückfluss haben.

Merke:

Wenn Ihr Bauch nach der Mahlzeit heftig rebelliert, Sie Schmerzen haben und Ihnen unwohl ist, dann wissen Sie, dass Sie die Mahlzeit von der Menge und der Zusammensetzung her noch besser anpassen müssen. Geben Sie den Mahlzeiten die Priorität Nr. 1 in Ihrem neuen Leben und strukturieren Sie Ihren Tag, damit Sie die häufigen kleinen Mahlzeiten (fünf bis sechs) in Ihren Alltag integrieren können. Keine Angst! Dass Sie in den ersten Wochen an Gewicht verlieren, ist normal. Vertrauen Sie Ihrem Geruchssinn bei der Auswahl der Speisen!

3 Psychische Belastungen für wen?

3.1 Psychische Belastungen für Angehörige

unter Mitarbeit von Nella Rausch[1]

Im Mittelpunkt einer Krebserkrankung steht immer der betroffene Mensch. Die veränderte Situation hat Auswirkungen nicht nur auf die Patienten, sondern auch auf die Menschen, die ihr oder ihm nahestehen: Familie, Partner, Kinder und weitere Angehörige sowie Freunde. Nicht jeder Mensch kann mit schwierigen Situationen und heiklen Themen umgehen. Überwinden Sie Ihre Angst und reden Sie mit Ihrem Partner oder Angehörigen über seine Krebsdiagnose. Lassen Sie sich erzählen, wie der Betroffene sich fühlt, wie er seine Situation erlebt und was die Therapie für ihn bedeutet. Ihm ist es jetzt wichtig, mit seiner Erkrankung nicht allein gelassen zu werden, sondern zu spüren – es ist jemand für mich da. Haben Sie Verständnis dafür, dass gerade in der ersten Zeit nach der Operation die Gefühlslage sehr schwankend sein kann. Es macht es für alle sehr viel leichter, wenn der Betroffene in der Lage ist, zu erzählen, wie er seine aktuelle Situation empfindet. Als Angehöriger dürfen Sie auch sagen, dass sie unsicher sind und nicht wissen, wie sie mit der augenblicklichen Situation umgehen sollen. Sie dürfen auch sagen, dass sie Ängste haben. Das hilft, sich gegenseitig verstanden zu fühlen.

> Bitte fangen Sie keine »Ursachenforschung« an, sie ist eher destruktiv und hilft in dieser Situation überhaupt nicht weiter!

---

[1] Nella Rausch betreibt den Blog »Das Zellenkarussel«.

Sie sind in besonderem Maße gefordert, denn für den Betroffenen ist Ihre Unterstützung für die Auseinandersetzung mit der Krebserkrankung und die Anpassung an die neue Lebenssituation inklusive Umgang mit der Diagnose ausgesprochen wichtig. Das verlangt Ihnen emotional und auch praktisch sehr viel ab. Liebe- und verständnisvoll miteinander umzugehen ist nicht immer leicht, wenn schwere Sorgen drücken und dazu noch der Alltag organisiert werden muss. Da hilft es, wenn man immer aufs Neue versucht, einander Achtung und Vertrauen entgegenzubringen und offen miteinander reden kann. Denn auch die Angehörigen oder Freunde sind – wenn auch nur indirekt – ähnlich stark davon betroffen und müssen lernen, mit der Situation umzugehen. Als Angehörige sind Sie in einer schwierigen Situation: Sie wollen helfen und brauchen gleichzeitig vielleicht selbst Unterstützung. Einen Menschen leiden zu sehen, der einem nahesteht, ist sehr schwer. Pflege und Fürsorge für einen kranken Menschen können dazu führen, dass Sie selbst auf vieles verzichten müssen, auf Dinge, die Ihnen lieb sind wie Hobbys, Sport, Kontakte oder Kultur.

Umgekehrt mag es egoistisch erscheinen, dass man etwas Schönes unternehmen will, während die oder der andere leidet. Doch damit ist beiden Seiten nicht geholfen. Wenn man nicht auf sich selbst acht gibt, besteht die Gefahr, dass die Kraft bald nicht mehr ausreicht, für den anderen Menschen da zu sein [47].

Partnerinnen und Partner oder Angehörige müssen es auch in der Frühphase nach der Operation aushalten, häufig von den Freunden angerufen zu werden, die sich nach dem Betroffenen erkundigen. Das fällt besonders schwer, wenn man keine guten Nachrichten übermitteln kann.

Wenn Sie mitbekommen, dass ein – mehr oder weniger – vertrauter Mensch aus ihrem Umfeld an Krebs erkrankt ist:

1. erst beobachten,

2. sich rantasten

3. und dann erst reden.

Oder den alten Spruch umwandeln:

- Reden ist Silber, Zuhören ist Gold.

Man kann diese Dinge lernen. Es beginnt damit, einfach zu versuchen, sich ein wenig in die Lage des Betroffenen hineinzuversetzen. Viele Menschen halten allerdings diese gedankliche Nähe schon gar nicht aus, möchten nicht belästigt werden mit negativen Energien, ihre vermeintlich heile Welt schützen. Denn am Ende ist die Einordnung dieser Situation, wie bei vielen anderen Gelegenheiten auch, selbst reflexiv. Jeder fragt sich instinktiv im Stillen, wie man mit einer solchen Diagnose umgehen würde. Wie es ist, wenn der Krebs im eigenen Körper sitzt. Aber auch: Wie es dazu kommen konnte. Ob man es hätte verhindern können, die eigene Lebensführung eventuell sogar ungesund ist.

Das sind alles Gedankengänge, die ein unkomfortables Gefühl in einem auslösen. Am liebsten möchte man sie gar nicht erst haben. Daher reagieren einige Menschen manchmal sehr ungeschickt bis unsensibel auf Menschen mit Krebs. Der Umgang mit einer Krebsdiagnose ist eine anspruchsvolle Lebenslektion, der man sich nicht gerne und schon gar nicht freiwillig aussetzt. Die Betroffenen hatten sie ja auch nicht bestellt und hätten sehr gerne auf diese Erfahrung verzichtet. Kurz: Es ist eben schwierig – für alle.

Von Kindern lernen:
Um sich der neuen Situation anzunähern, lautet der Rat:

1. zuhören und

2. konkrete Hilfe anbieten.

Gerne auch eine liebevolle Berührung oder Umarmung. Und natürlich darf man auch mal gemeinsam zu dem Schluss kommen, dass die Situation ziemlich »großer Mist« ist. Zusammen fluchen kann helfen.

> Aber auch, und das ist ganz wichtig: miteinander lachen!

Dem ganzen Thema nicht so einen großen Raum geben. Über alltägliche Dinge reden, den anderen mit einbeziehen und nach wie vor auch Ratgeber und Freund sein.

Lernen Sie von den Kindern! Die machen das nämlich genau so.

Noch ein paar Tipps für Angehörige:
Hier einige Beispiele (!), wie es besser geht:

(Anmerkung: Meist spürt man, was passt, oder fragt konkret nach. Jede/r ist anders und braucht auch etwas anderes. Da ist Fingerspitzengefühl gefragt.)

- Wie fühlst du dich heute? Magst du spazieren gehen?

- Wir können über alles reden – Krebs oder nicht Krebs.

- Ich könnte morgen mal vorbeikommen und ein paar Hausarbeiten für dich erledigen, wie zum Beispiel saugen oder putzen, wenn du magst.

- Ich gehe gerne mit dem Hund Gassi. Welche/r Zeit/Tag passt dir?

- Ich kann die Kinder mit zur Schule fahren. Kein Problem. Liegt sowieso auf dem Weg.

- Wie sieht es mit Hausaufgabenbetreuung aus? Haben die Kinder Schwierigkeiten in der Schule? Braucht ihr Unterstützung? Ich komme vorbei.

- Die Kinder sind herzlich zum Mittagessen eingeladen. Es gibt Spaghetti-Bolognese.

- Ich bin gerade im Supermarkt, soll ich dir was mitbringen?

- Ich habe reichlich gekocht, soll ich dir davon was ins Krankenhaus mitbringen?

- Bin morgen beim Getränkemarkt, was brauchst du?

Oder auch:

- Die Kids können gerne am Wochenende bei uns übernachten. Wir freuen uns.
- Magst du auf einen Kaffee vorbeikommen? Ich hole dich ab.
- Ich komme morgen gerne vorbei, bin sowieso in der Nähe, okay?
- Brauchst du Hilfe bei Anträgen und Schriftkram? Ich kann dir gerne helfen.
- Lass uns zusammen bei der Krankenkasse anrufen.
- Ich komme gerne mit zum Arzt, wenn du magst.
- Was brauchst du aus der Apotheke?

3.2   Psychische Belastungen für Patienten

Menschen mit Krebs sind – zu Recht – ziemlich empfindlich und nah am Wasser gebaut. Sie werden ganz plötzlich mit ihrer Verwundbarkeit und Endlichkeit konfrontiert, was zur Folge hat, dass sie von großen Ängsten bis hin zu Todesängsten geplagt werden und die müssen bewältigt werden. Eine wie auch immer geartete Unbeschwertheit gibt es nicht mehr.

Das erfordert viel Kraft, Auseinandersetzung mit sich selbst und dem Leben. Vieles, was vorher selbstverständlich war, wird bedroht oder zumindest infrage gestellt. Alles ist ins Ungleichgewicht geraten. Dazu kommen Therapien, die nicht nur Auswirkungen auf das allgemeine Wohlempfinden, sondern auch auf das Temperament und den Charakter haben. Ein unbekanntes Ich drängt nach vorne und verwundert uns bisweilen selbst. Es kann zu unkontrollierten Wutausbrüchen und unangekündigten depressiven Schüben kommen. Hilflosigkeit macht sich breit, vor allem bei den Angehörigen. Viele von uns kennen das, wir sind häufig erschrocken über die eigenen Reaktionen und fühlen uns wie ferngesteuert. Das zu erkennen und dann noch zu vermitteln, fällt schwer.

Körperliche Einschränkungen als Folge der Krankheit und Behandlung stehen bei Patienten mit Magenkrebs ganz im Vordergrund: Gewichtsverlust, Probleme mit der Ernährung, Schmerzen, Bauchkrämpfe, Erschöpfung und Mattigkeit – mit der Folge, dass das Alltagsleben stark eingeschränkt ist. In den ersten Monaten nach der Gastrektomie verschlechtern sich in aller Regel das körperliche Befinden und die Lebensqualität deutlich. Bei 20 bis 30 % der Patienten treten während der Behandlung des Magentumors psychisch belastende Situationen auf. Am häufigsten kommt es zu Anpassungsstörungen und akuten Belastungsreaktionen, gefolgt von depressiven Störungen. Eine Anpassungsstörung ist eine Reaktion auf ein einmaliges oder ein fortbestehendes belastendes Lebensereignis, das sich in negativen Veränderungen des Gemütszustandes (in Form von affektiven Störungen) oder auch in Beeinträchtigungen des zwischenmenschlichen Sozialverhaltens ausdrücken kann. Menschen mit Depressionen leiden meist unter einer gedrückten Stimmung. Es fehlt ihnen an Antrieb, sie sind interessen- und freudlos und werden von Schuldgefühlen geplagt. Auch Schlafverhalten und Appetit können gestört sein [43].

Nach der Gastrektomie können Ärzte den mühsamen Anpassungsprozess für die Patienten am besten durch frühzeitige Aufklärung und kontinuierliche Beratung unterstützen. Mit einer guten Überwachung des körperlichen Befindens lassen sich eine Mangelernährung und Komplikationen körperlicher und psychischer Art oft frühzeitig erkennen und verringern. Hierbei spielen aufmerksame Lebenspartner sowie Angehörige häufig eine besonders wichtige Rolle.

Psychische Störungen sind sehr selten vorhersehbar und entstehen meist reaktiv auf kritische Ereignisse wie das Fortschreiten der Erkrankung, die Zunahme der Beschwerden und das Erleben von Kontrollverlust.

Viele gastrektomierte (also magenlose) Patienten, auch wenn sie tumorfrei sind, haben ein sogenanntes Fatigue-Syndrom (siehe auch Kapitel 6), klagen über ständige Müdigkeit. Wird das körperliche und seelische Befinden der Patienten regelmäßig auf hohe Belastung und sich verschlimmernde Entwicklungen hin überprüft, so können Veränderungen rechtzeitig erkannt und Krisen oft verhindert werden. Psychische Krisen und Störungen können – wenn möglich in enger Kooperation mit Psychoonkologen – rasch und wirksam durch Krisen- bzw. unterstützende psychotherapeutische Interventionen verringert werden. Eine eigene wissenschaftliche Fachrichtung, die Psychoonkologie, erforscht die seelischen Auswirkungen einer Krebserkrankung auf Betroffene und entwickelt Möglichkeiten der Unterstützung. Da eine Krebserkrankung auch Auswirkungen auf das Lebensumfeld hat, gibt es auch das Themenfeld der psychosozialen Onkologie. Gelegentlich sind geeignete Medikamente (Psychopharmaka) notwendig, um den Betroffenen zu helfen [43]. Ein beträchtlicher Prozentsatz psychischer Störungen bei Tumorpatienten wird leider nicht ausreichend diagnostiziert und bleibt somit unzureichend behandelt.

Merke:

Nicht jeder Angehörige versteht es gut, mit einer schwierigen Situation und heiklen Themen umzugehen. Hören Sie als Angehöriger gut und interessiert zu. Fragen Sie, wie sich der Betroffene fühlt.

Betreiben Sie keine »Ursachenforschung«!

Für die Patienten gilt, dass die körperlichen Belastungen als Folge der Behandlung groß sind. Akzeptieren Sie, dass in der ersten Phase nach der Operation die Lebensqualität sinkt. Es kann zu Anpassungsstörungen kommen.

4   Die Funktion des Magens und was es bedeutet, wenn der Magen fehlt

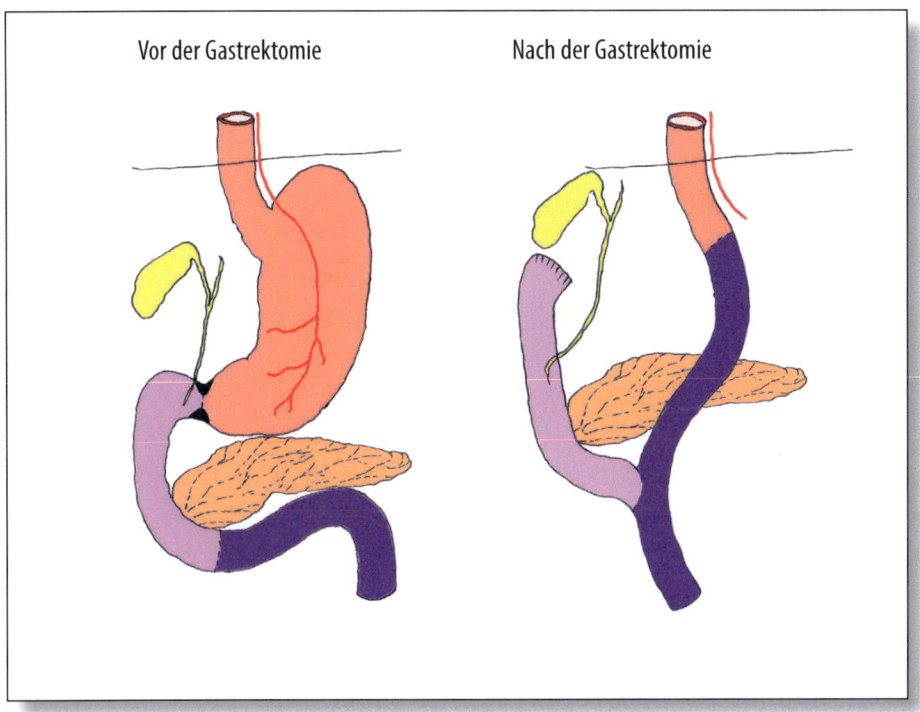

| Vor der Gastrektomie | Nach der Gastrektomie |

Abbildung: Totale Magenentfernung schematisch und vereinfacht dargestellt.

Links: *oberer Magen-Darm-Trakt einer gesunden Person*: rot: unterer Abschnitt der Speiseröhre und Magen, gelb: Gallenblase, braun: Bauchspeicheldrüse, hell-lila: Zwölffingerdarm, dunkelviolett: Jejunum, rote Linie(n): Nervus Vagus, schwarze Linie: Zwerchfell

Rechts: *Zustand nach Gastrektomie*: rot: unterer Abschnitt der Speiseröhre, gelb: Gallenblase, hell-lila: Zwölffingerdarm, dunkelviolett: Jejunum, braun: Bauchspeicheldrüse, rote Linie: Nervus Vagus, schwarze Linie: Zwerchfell

Die Hauptaufgabe des Magens ist es, die Nahrung vorübergehend zu speichern, um den Speisebrei dann gleichmäßig in kleinen Mengen an den Darm zur weiteren Verdauung weiterzugeben. Dadurch, dass wir einen Magen haben, ist es möglich, dass wir mit wenigen (zwei bis drei) Mahlzeiten unseren täglichen Nahrungsbedarf decken können.

Ohne unseren Magen, der die wichtige Funktion eines Speicherorgans hat, müssten wir die Nahrung über den Tag verteilt in vielen kleinen Portionen ein- und aufnehmen. Mit diesem Wissen ist es gut nachvollziehbar, dass gastrektomierte Menschen viele kleine Mahlzeiten zu sich nehmen müssen.

Wie lange der Speisebrei bei einem gesunden Menschen im Magen verbleibt, ist von Person zu Person unterschiedlich und hängt von der Zusammensetzung der Mahlzeit sowie vom Zerkleinerungsgrad ab: Eine leicht verdauliche Mahlzeit, wie z. B. Obst und gekochtes Gemüse, bleibt nur etwa ein bis zwei Stunden im Magen. Schwer verdauliche, fetthaltige Nahrung hat eine Magenverweildauer von etwa fünf bis acht Stunden.

Der Magen eines Erwachsenen ist ca. 25–30 cm lang, sein Fassungsvermögen liegt zwischen 1,6 und 2,4 Litern. Die Muskelbewegungen des Magens durchmischen den Speisebrei und befördern ihn schließlich weiter in Richtung Darm (Peristaltik). Diese Bewegungen können sich durch »Glucksen« und Rumoren (»Magenknurren«) auch äußerlich bemerkbar machen [41]. Erst wenn der Mageninhalt in kleine Teilchen (Partikel) mit einer Größe von 1–2 mm zerkleinert ist, entlässt der Magenpförtner, ein ringförmiger Muskel am Magenausgang, den Speisebrei in Mengen von ca. 20 ml schubweise in den sich anschließenden Zwölffingerdarm.

Im Dünndarm werden die Nährstoffe, also Eiweiße, Kohlenhydrate, Fette und die Vitamine, schließlich gespalten und über die Darmschleimhaut in die Blutbahn aufgenommen.

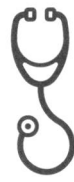

Magensäure:

Das Drüsensystem in der Schleimhautschicht der Magenwand besteht aus Haupt-, Beleg- und Nebenzellen, die täglich ungefähr 2 Liter Salzsäure und Pepsin, ein eiweißspaltendes Protein, absondern und zusammen den Magensaft bilden.

Eine wichtige Aufgabe der Magensäure im Magen ist es, die vorhandenen Keime in der Speise abzutöten. Sie schützt vor bakteriellen, viralen und parasitären Infektionen und letztlich auch vor Nahrungsmittelallergien. Dazu bilden sogenannte Belegzellen der Magenschleimhaut (Tunica mucosa gastrica), die zwischen den übrigen Zellen liegen, Salzsäure, die den pH-Wert im Inneren des Magens auf einen Wert zwischen 2 und 3 senkt und die meisten Mikroorganismen unschädlich macht. Damit der Magen sich durch die Salzsäure nicht selbst verdaut, bilden Nebenzellen eine alkalische Schleimschicht, die die Schleimhaut des Magens überzieht und vor der Säure schützt.

Der Körper speichert und desinfiziert die Nahrung nicht nur im Magen, sondern beginnt dort bereits mit der Verdauung. Dazu wird von den Hauptzellen das Verdauungsenzym Pepsin gebildet, das die über die Nahrung aufgenommenen Eiweiße (Proteine) in verdauliche Bestandteile spaltet. Kohlenhydrate (bestehend aus Einfach-, Zweifach- oder Mehrfachzuckern) und Fette (zusammengesetzt aus Triglyzeriden und Fettsäuren) passieren den Magen dagegen nahezu ungehindert und unverändert.

Die Produktion des Magensaftes beginnt, sobald die Nahrung mit der Schleimhaut des Magens in Kontakt kommt und den Magen dehnt. Aber auch Reize vor dem Essen, wie z.B. Essensgeruch, können die Magensaftbildung bereits anregen. Hat die Nahrung den Magen erreicht, führen die Dehnung des Magens und die schon in ihre Bausteine zerlegten Proteine, die Peptide und Aminosäuren, zu einer verstärkten Freisetzung von Magensaft. Die Menge des Magensaftes hängt von der Zusammensetzung der Speisen ab: Gewürzhaltige Nahrung, Alkohol, Nikotin und Koffein fördern die Ausschüttung von Magensaft. Ist ein Teil der Nahrung im Dünndarm angelangt, wird die Produktion von Magensaft wieder verringert [20].

Die Funktion des Magens wird durch das autonome (auch vegetative) Nervensystem, das enterische Nervensystem (ENS) und Hormone gesteuert. Siehe auch Kapitel 14 »Der Vagusnerv, ein Alleskönner?«.

Aufgaben des Magens:

- *Zwischenspeicherung der Nahrung*
- *Durchmischung der Speisen*
- *Zerkleinerung der Nahrungsbestandteile (Homogenisierung)*
- *Ansäuerung mit Salzsäure*
- *Proteinabbau durch Pepsin und hydrolytische Spaltung durch Salzsäure*
- *Hormonproduktion (z. B. Gastrin zur Stimulation der Salzsäureproduktion)*
- *Bildung des »intrinsic factor« (wichtig für die Vitamin-B12-Aufnahme über den Dünndarm)*

Gastrektomierten Menschen fehlt also das Nahrungsspeicherorgan und sie müssen dementsprechend viele kleine Portionen essen. Das Fehlen der Salzsäure zur Desinfektion der Nahrung zieht es nach sich, dass sämtliche Speisen und Getränke vor dem Verzehr stark erhitzt sein müssen. Durch das Fehlen der Verdauungsenzyme des Magens kommt dem intensiven Zerkauen der festen Nahrung eine besondere Bedeutung für magenlose Patienten zu.

Merke:

Der Magensaft schützt vor bakteriellen, viralen und parasitären Infektionen und letztlich auch vor Nahrungsmittelallergien! Der Magen dient als Reservoir für die Speisen und Getränke, die er erwärmt und zerkleinert, sodass nur kleine Teilchen (Partikel) in den Zwölffingerdarm weitergeleitet werden. Da nach der Gastrektomie auch die Verdauungsenzyme fehlen, kommt dem intensiven Kauen eine besondere Bedeutung zu.

5 Besonderheiten und Probleme in den ersten Wochen nach der Gastrektomie

Das wahrscheinlich größte Problem in den ersten Wochen nach der operativen Magenentfernung ist der Gewichtsverlust, der erschreckend groß sein kann. Ähnlich störend sind permanente Appetitlosigkeit und Übelkeit, die Betroffene einen Widerwillen gegen Essen entwickeln lässt.

Hier muss man auch als Angehöriger starke Nerven haben, da man sieht, wie schwer es für die Patienten sein kann, mit der neuen Situation zurechtzukommen.

Warum ist ein Gewichtsverlust meist eine zwangsläufige Folge nach Gastrektomie? Patienten verlieren auch bei komplikationslosem Verlauf nach der Operation in den ersten Monaten zwischen 10 und 20 % ihres Ausgangsgewichts. Auch nach zwei Jahren hat nur ein Teil der Betroffenen das frühere Körpergewicht und die ehemalige Muskelmasse wieder erreicht [20]. Starker Gewichtsverlust macht – nicht nur Patienten mit Magenkrebs – Angst und wird fast immer unweigerlich als Zeichen des Fortschreitens ihrer Erkrankung interpretiert. Deshalb gehört zu einer umfassenden Aufklärung vor der Gastrektomie unbedingt, dass Sie frühzeitig auf einen wahrscheinlichen Gewichtsverlust nach der Operation hingewiesen werden, Sie die Ursachen verstehen und damit den Folgen entgegensteuern können. Dazu gehören auch Informationen über die Notwendigkeit, die Ernährungsgewohnheiten in einem monatelangen, manchmal mühsamen Anpassungsprozess grundlegend umzustellen. Patienten profitieren sehr davon, wenn sie dabei von ihrem behandelndem Arzt motiviert werden. Die Erfahrung lehrt, dass diese Anpassung den meisten Patienten schließlich gut gelingt.

Etwa 20–30 % der Betroffenen berichten ein bis zwei Jahre nach der Gastrektomie immer noch über Schmerzen, Schluckbeschwerden, Übelkeit und Erbrechen bzw. Sodbrennen (»Reflux«), eine eingeschränkte Nahrungsaufnahme und in der Folge über weiteren Gewichtsverlust. Zwar sind diese Beschwerden in den ersten Monaten nach der Operation am stärksten ausgeprägt, bis zur vollständigen Erholung kann es aber mehr als ein Jahr dauern. Patienten brauchen deshalb eine gute Aufklärung über die Ursachen und voraussichtliche Dauer dieser Beschwerden. Außerdem sind Hilfestellungen nötig, wie sie durch eigenes Handeln ihre Beschwerden verhindern oder besser mit ihnen zurechtkommen können. Dazu gehört eine wiederholte individuelle Ernährungsberatung. Außerdem soll Ihnen als Betroffene dieses Buch helfen, Herr Ihrer Beschwerden zu werden, also Übelkeit, Völlegefühl, Schmerzen nach dem Essen und Krämpfe sowie Durchfall und Erbrechen bzw. Reflux möglichst zu überwinden.

Durch das verringerte Gewicht und weniger Körpersubstanz kann die körperliche Leistungsfähigkeit sinken. Das kann zu einem schlechteren Allgemeinbefinden und oft zu anhaltender Erschöpfung führen.

Die Hälfte der Betroffenen gibt alltägliche Beeinträchtigungen aufgrund von Fatigue-Symptomen an. Der komplette Verlust der Reservoirfunktion des fehlenden Magens macht es erforderlich, dass Patienten ihre Ernährungsgewohnheiten grundlegend verändern und an die Notwendigkeit häufiger kleiner Mahlzeiten anpassen müssen.

Das Völlegefühl tritt an die Stelle von Sättigungsgefühl!

Übelkeit und Erbrechen nach dem Essen sowie Refluxbeschwerden treten nach der operativen Entfernung des Magens häufig auf. Fast die Hälfte der tumorfreien Patienten klagt nach einer Gastrektomie über belastende Fatigue-Symptome. Deren effektive Behandlung setzt eine Korrektur der behandelbaren Ursachen voraus.

Dies sind:

- Fehl- oder Mangelernährung
- ausgeprägter Verlust von Körpergewicht inklusive Muskelmasse
- Anämie
- Major Depression

Ohne Magen gibt es kein Hungergefühl. Daher:

> Essen nach der Uhr ist angesagt.

Beschwerden infolge des sog. »Dumping-Syndroms« mit postprandialer Hypoglykämie, Kreislaufreaktionen und Schweißausbrüchen schwächen sich nach der Operation meistens nach einigen Monaten und mit Umstellung der Ernährung (Verzicht auf hohen Glukose- bzw. Milchgehalt) ab.

Viele Patienten geben an, ein Jahr nach der Magenentfernung keine bedeutsamen funktionellen Einschränkungen mehr zu haben, sodass sie ihre Rollen im Alltagsleben wieder ausfüllen konnten.

Wenn man das Gewicht im Anschluss an die Operation nicht halten kann, sollte mit dem Hausarzt ein unteres Grenzgewicht festgelegt werden. Ist diese Grenze erreicht, sollte auf eine parenterale Ernährung (PE) oder eine Ernährungssonde (enterale Ernährung) zurückgegriffen werden. Parenterale Ernährung ist die Zufuhr von Flüssigkeit und lebenswichtigen Nährstoffen direkt in die Blutbahn per Infusion [26], siehe Kapitel 19.

Die besondere Herausforderung für die frisch Operierten besteht darin, viele kleine Mahlzeiten, die im Wesentlichen nur aus Kohlenhydraten und Eiweiß bestehen sollen, so zuzubereiten, dass sie trotzdem einen Genuss für die magenlosen Patienten bedeuten. Häufig werden in den Kliniken eiweißhaltige hochkalorische Drinks verschiedener Hersteller empfohlen.

Diese sind in 200-ml-Einheiten erhältlich und enthalten 200 oder 300 kcal pro Flasche. Man kann also mit dieser kleinen Flüssigkeitsmenge schnell viele Kalorien aufnehmen. Aber Vorsicht vor diesen Produkten: Durch deren hohe Osmolarität (hyperosmolare Lösung) entsteht sehr schnell das »Frühdumping-Syndrom«, das mit erheblichen Beschwerden wie Völlegefühl und Schmerzen verbunden sein kann.

- Wenn Sie eine solche Lösung trinken, müssen Sie das äußerst langsam tun. Das heißt, Sie müssen sie über eine Stunde verteilt in einzelnen Schlucken zu sich nehmen, um ein Dumping-Syndrom zu vermeiden!

Merke:

Der Gewichtsverlust nach der Magenentfernung steht sicherlich im Vordergrund. Aber auch die Appetitlosigkeit und der Widerwillen gegen Essen sind unmittelbar nach dem chirurgischen Eingriff sehr ausgeprägt. Als Folge des verringerten Gewichtes und der reduzierten Körpersubstanz können sich die körperliche Leistungsfähigkeit und das Allgemeinbefinden verschlechtern, nicht selten mit der Folge anhaltender Erschöpfung.

Das Völlegefühl tritt an die Stelle von Sättigung, deshalb ist Essen nach der Uhrzeit angesagt.

---

6 Was kann man gegen den Gewichtsverlust tun?

Es ist extrem wichtig zu versuchen, so viele Kalorien wie möglich in sich aufzunehmen, um den schnellen Gewichtsverlust in den ersten Monaten nach der Operation zu minimieren und Nährstoffe aufzunehmen, die der Körper dringend benötigt, um den Heilungsprozess zu unterstützen. Das Essen der fünf bis sechs Portionen bei fehlendem Appetit und Übelkeit stellt, wie bereits mehrfach erwähnt, ein schwer lösbares Problem dar. Der Gewichtsverlust nach totaler Magenentfernung lag im ersten Jahr bei durchschnittlich 17 % des Körpergewichtes. Die größte Gewichtsveränderung wurde im Zeitraum von 6–12 Monaten nach der Operation beobachtet und blieb rund 2 Jahre stabil [3].

Nur etwa 10 % der operierten Patienten erreichen später wieder ihr Ausgangsgewicht. Eine Patentlösung für das Problem des Gewichtsverlustes gibt es bis heute leider nicht.

Um festzustellen, wie viele Kalorien man mit dem Essen und Trinken zu sich nimmt, gibt es heute zahlreiche Smartphone-Apps sowohl für Android als auch für iOS (Apple) wie z. B. Lifesum®, Yazio®, MyfitnessPal® und andere. Ich bevorzuge Yazio®, ein deutsches Produkt (der Datenschutz ist gewahrt), denn in der Pro-Version sind Rezepte für das Zunehmen integriert, was für magenlose Patienten sehr hilfreich sein kann, wenn man sie danach überprüft, ob die Lebensmittel empfohlen werden (siehe Kapitel 8). Die meisten Apps sind in der Grundversion kostenfrei. Diese sogenannten Tracking-Apps sind digitale Ernährungstagebücher, mit deren Hilfe man die Barcodes, die auf die Lebensmittelverpackungen gedruckt sind, einscannen kann, was eine unkomplizierte und schnelle Dokumentation erlaubt. Außerdem existiert eine riesige Datenbank an allen möglichen Lebensmitteln: von frischen Nahrungsmitteln bis hin zu Convenience Food. Laden Sie die App herunter, tragen Sie Ihr Startgewicht ein und lassen Sie den täglichen Kalorienbedarf durch die App ermitteln. Möchten Sie weder Computer noch Smartphone oder Tablet benutzen, können Sie sich natürlich auch Notizen auf Papier machen. Fragen Sie am besten Ihre Ernährungsberatung nach geeigneten Kopiervorlagen.

Am Anfang ist es zeitaufwendig, jede Mahlzeit abzuwiegen und einzutragen. Aber man bekommt schnell Routine. Nach der ersten Woche geht einem alles schon leichter von der Hand.

Viele Apps verfügen über einen Barcode-Scanner, bei dem man über die Handykamera den Strichcode der Lebensmittel einliest und so exakt die Nährwertangaben und Gesamtkalorien eingeben kann.

Allerdings ist der Barcode-Scanner auch kein Allheilmittel – denn das Ganze funktioniert natürlich nur bei Fertiggerichten oder abgepackten Lebensmitteln, die über einen entsprechenden Barcode verfügen.
Kocht man selber oder isst im Restaurant, hilft der Barcode-Scanner nicht.

Hier ein paar Tipps zum täglichen elektronischen Tracking Ihrer aufgenommenen Lebensmittel:

1. Möglichst den Barcode der Lebensmittel scannen.

2. Bitte immer bei der Eingabe in die App berücksichtigen, ob Sie die Lebensmittel roh oder im gekochten Zustand gewogen haben. So liefern z. B. 100 g ungekochte Nudeln 360 kcal an Energie, wohingegen 100 g gekochte Nudeln 118 kcal ergeben [8].

3. Nutzen Sie die Möglichkeit der Mahlzeitenspeicherung von Lieblingsgerichten in der App, das erleichtert die Arbeit in der Zukunft, weil Sie die einzelnen Komponenten der Mahlzeit nicht wieder neu eingeben müssen.

Die verzehrten Nahrungsmittel werden also dem Ernährungstagebuch zugefügt. Im Internet oder auch in den oben genannten Apps finden Sie verschiedene Idealgewicht-Rechner. Natürlich können Sie auch Ihren Ernährungsberater oder Ihren Arzt fragen.

Wer sich bewusst ernähren möchte, sollte auch wissen, was er isst. Hier kann beispielsweise die App Code Check® weiterhelfen: Scannen Sie den Barcode eines Produkts und erfahren Sie auf einen Blick alles über die Inhaltsstoffe. So findet man nicht nur heraus, ob schädliche Stoffe in den Lebensmitteln (und auch in Kosmetik) enthalten sind, sondern auch, ob die Produkte vegan oder vegetarisch sind, ob sie glutenfrei oder laktosefrei sind, zu viel Salz oder Zucker enthalten ist und vieles mehr. Leider werden nicht alle Unverträglichkeiten berücksichtigt und die App kennt auch noch nicht alle Lebensmittel – trotzdem kann sie bei der Kaufentscheidung hilfreich sein [8]. Man muss sich allerdings darüber im Klaren sein, dass es bei den kostenfreien Apps klassische Bannerwerbung und gekennzeichnete Advertorials gibt.

Die Datenbanken der Tracking-Apps zeigen Ihnen nicht nur an, wie viele Kalorien Sie zu sich nehmen, sondern Sie weisen auch den Anteil an Kohlenhydraten, Fett und Eiweiß (Protein) sowie Vitaminen und Mineralstoffen aus. Proteine sind für gastrektomierte Patienten ein besonders wichtiger Nährstoff. Die Hauptaufgabe der Proteine sind Aufbau und Erhalt der Körperzellen (u.a. Muskelzellen), aber auch die Steuerung lebenswichtiger Funktionen im Körper. Sie sind nur im geringen Maße als Energielieferant notwendig. Fett ist der größte Energielieferant: 1 Gramm davon liefert dem Köper ungefähr 9 kcal Energie. Eiweiß und Kohlenhydrate liefern jeweils ca. nur 4 kcal Energie pro Gramm. Bitte beachten Sie, dass Sie bzw. Ihr Dünndarm Fett nur schlecht verwerten kann (siehe auch Kapitel 8), weshalb Sie besonders in der Frühphase nach der Magenentfernung fettarm leben müssen.

Bei onkologischen Patienten wird empfohlen, die Eiweißmenge von 0,8 auf 1,2–1,5 g pro Kilogramm Körpergewicht zu erhöhen. Proteine sind sowohl in tierischen als auch in pflanzlichen Nahrungsmitteln erhalten. Achten Sie also täglich auf eine ausreichende Menge an Proteinen in Ihrem

Essen. Viel Eiweiß ist in Milch und Milchprodukten, in Käse, Fleisch, Fisch und Ei enthalten. Veganes Eiweiß ist beispielsweise enthalten in:

- Amaranth
- Erdnüssen
- Haferflocken
- Hanfsamen
- Linsen
- Quinoa
- Sojabohnen
- Süßlupinen
- Tofu

Die meisten dieser Produkte enthalten neben Eiweiß auch Fett. Sie sind also doppelt gut zur Deckung Ihres Bedarfes geeignet. Verwenden Sie also zum Beispiel zum Frühstück als Brotaufstrich z. B. Quark mit Konfitüre oder Käse und Schinken. Als Zwischenmahlzeit, ohne die Sie nicht auskommen werden, probieren Sie doch einmal verschiedene Shakes aus Milch oder Joghurt und Quark (20 % Fettgehalt) und ein paar zarten Haferflocken aus. Diese nahrhaften Getränke können auch noch mit Maltodextrin® und Eiweißpulver ergänzt werden, um so noch mehr Kalorien aufzunehmen.

Achten Sie darauf, dass in jeder warmen Mahlzeit eine Portion Fleisch, Fisch oder Ei enthalten ist. Es spricht nichts dagegen, täglich ein Ei zu essen. Die Meinungen zum Cholesterin haben sich in den letzten Jahren diesbezüglich deutlich geändert. Besprechen Sie das auch mit Ihrer Ärztin, Ihrem Arzt oder mit Ihrer Diätberatung.

Der Gewichtsverlust geht Hand in Hand mit Beschwerden wie Übelkeit, Erbrechen und Bauchschmerzen – als Folge des sogenannten Frühdumpings – oder Blähungen.

Insgesamt sollte der Kostaufbau langsam erfolgen. So empfiehlt sich in den ersten Tagen nach der Gastrektomie zum Mittag- und/oder Abendessen eine Bouillonsuppe oder Kartoffelbrei mit Soße etc. [15]. Man muss sich herantasten an das, was einem bekommt und was einem schmeckt.

Vielleicht ist das folgende Rezept von Herman Mestrom [15] in der Frühphase nach der Magenentfernung eine wichtige Hilfe, den Gewichtsverlust zu bremsen (nur dann, wenn keine diabetische Stoffwechsellage vorliegt):

◊ 150 g Maltodextrin 19® oder Maltocal 19® in 1 Liter schwarzem oder
◊ anderem Tee oder auch einfach in abgekochtem Wasser auflösen
◊ (ggf. frischen Zitronensaft nach Geschmack zufügen). Dieses Getränk
◊ in kleinen Portionen verteilt über den Tag trinken. Es liefert Ihnen
◊ zusätzlich 600 kcal pro Tag [15].

Hinweise: Maltodextrin-19® oder Maltocal-19® kann in Apotheken oder beim Hersteller direkt bestellt werden. Bitte keinen Zucker, Kandis, Honig oder Süßstoff hinzugeben.

Maltodextrin® gibt es in verschiedenen Konfektionen. Ein Unterschied zwischen Maltodextrin® 6, 12 und 19 ist der Süßungsgrad. Maltodextrin 19 ist diesbezüglich dem Traubenzucker (Glukose oder auch Dextrose genannt) ähnlicher als dem Malzzucker (Maltose) und damit süßer. Der sogenannte DE-Wert gibt das Dextrose-Äquivalent (Zucker-Äquivalent) an. Maltodextrin® 6 ist ein weißes, wasserlösliches, geruchs- und geschmacksneutrales Kohlenhydratpulver zur Energieanreicherung von sowohl warmen als auch kalten Speisen und Getränken. Es ist geeignet für Patienten mit unzureichender Energieaufnahme, wie nach der Magenentfernung. Der besondere Vorteil von Maltodextrin® 6 ist die niedrige Osmolarität gegenüber Maltodextrin® 19. So kann die doppelte Menge Maltodextrin® 6 bei annähernd gleicher Osmolarität wie bei Maltodextrin 19 eingesetzt werden [32]. Damit ist es besonders gut für magenlose Menschen verträglich. Ferner ermöglicht es eine doppelte Energieanreicherung. Es süßt nicht, trotz des hohen Kohlenhydratanteils, und ist fast geschmacksneutral (manche schmecken allerdings den Maltoseanteil doch heraus), ist frei von Eiweiß und Fett, leicht löslich – und was besonders wichtig ist: Es ist hitzestabil, kann also sehr gut als energieliefernde Zutat zum Kochen und Backen eingesetzt werden.

Merke:

Es ist sehr wichtig, so viele Kalorien wie möglich aufzunehmen, um dem Gewichtsverlust entgegenzuwirken. Hierbei können Ihnen sog. »Tracking Apps« (Lifesum®, Yazio®, MyfitnessPal®) für PC und/oder Smartphone helfen, die Energiezufuhr im Blick zu behalten. Sie können damit auch Ihren Kalorienbedarf berechnen und können feststellen, ob Sie sich ausreichend und qualitativ vollwertig ernähren. Eine sehr wichtige Zusatzernährung können die mit Maltodextrin® angereicherten Getränke sein, die bis zu 600 kcal pro Glas zusätzlich an Energie liefern. Da Sie ohne Zwischenmahlzeit nicht auskommen werden, versuchen Sie, verschiedene Shakes aus Quark (20 %), Joghurt oder Milch und zarten Haferflocken auszuprobieren.

7 Es geht auch ohne Magen

Sie sollten nicht vergessen, dass die Portionen, die Sie nach Gastrektomie essen können, sehr viel kleiner sind als in Ihrem Leben vor der Operation. Das wird zukünftig auch so bleiben. Trotzdem ist wichtig:

Lassen Sie sich den Genuss beim Essen nicht verderben!

Ein Tipp: Würzen Sie die Gerichte in der Frühphase nach der Operation stärker als früher. Zu einem späteren Zeitpunkt werden Sie ein anderes Geschmacksempfinden haben und Sie können das Würzen wieder anpassen.

Da der Magen als Reservoir für die Nahrung fehlt, sollte die Häufigkeit der Mahlzeiten angepasst und ausgeglichen werden, was unter Umständen eine große Herausforderung darstellt und mindestens am Anfang oft große Schwierigkeiten bereitet. Essen Sie lieber viele kleine (6 bis 8 oder mehr) statt 2 bis 3 große Mahlzeiten.

Essen Sie langsam und kauen Sie gründlich, denn die Verdauung beginnt schon beim Kauen. Kauen ist ein mechanischer Vorgang, der der Zerkleinerung der Nahrung und deren erster enzymatischer Aufspaltung (Verdauung) dient. Trinken Sie nur wenig zum Essen, um ein frühzeitiges Sättigungsgefühl zu vermeiden. Die Flüssigkeitsaufnahme sollte besser zwischen den Mahlzeiten erfolgen. Achten Sie insgesamt auf eine ausreichende Trinkmenge. Als Faustregel gilt: 35–40 ml/kg Körpergewicht, d.h. eine 70 kg schwere Person sollte ca. 2,8 Liter pro Tag trinken. Lieben Sie Kaffee? Da sollten Sie wissen, dass die Toleranz für Koffein variiert. Viele Betroffene berichten von Problemen in den ersten drei bis sechs Monaten, aber oft geben sich diese später.

Da es die Aufgabe des Magens ist, die Temperatur der Nahrung an die Körpertemperatur anzupassen, ist nach Gastrektomie darauf zu achten, dass nicht zu heiß oder zu kalt gegessen oder getrunken wird. Durch zu heiße oder kalte Nahrung kann der zur Rekonstruktion verwendete Dünndarm gereizt werden, was zu Unwohlsein und Schmerzen führen kann.

Ernähren Sie sich:

- eiweißreich
- fettarm

Denken Sie daran: »Wer fette Speisen isst, der nimmt ab!« (Hermann Mestrom [15])

Merke:

Essen Sie langsam und kauen Sie sehr gründlich, denn die Verdauung beginnt schon beim Kauen. Trinken Sie nur sehr wenig während der Mahlzeiten. Versuchen Sie, viele kleine Mahlzeiten zu sich zu nehmen. Ernähren Sie sich fettarm und eiweißreich.

---

8 Was können, was dürfen Sie essen?

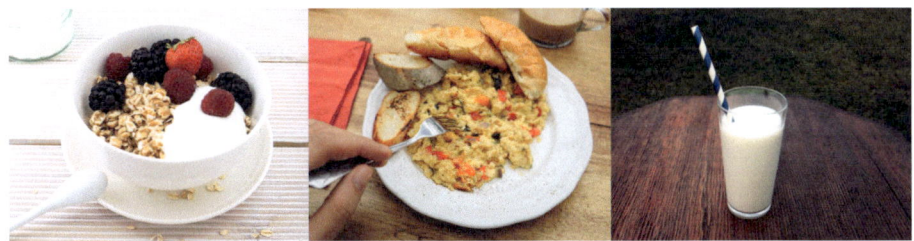

Die Frage, was Sie nach Gastrektomie essen dürfen, wird Sie nun beschäftigen. Folgen Sie ganz einfachen Regeln! Sie müssen lernen, sich ohne Magen zu ernähren, also fangen Sie langsam an. Denken Sie an die Ernährung von Babys … angefangen bei Flüssigkeiten über weiche Lebensmittel bis hin zu zarten festen Lebensmitteln und los geht's [15,2]! Das ist ein Prinzip, an das Sie sich gerade in den ersten Tagen und Wochen nach der Operation halten können. Seien Sie in den ersten Tagen nach der Operation nicht überrascht, wenn es beim Schlucken weh tut, auch wenn Sie nur Wasser trinken.

Die meisten Menschen verlieren ihr Hunger- und Sättigungsgefühl und oft können sie in den ersten Tagen nach der Operation kaum sagen, wann sie satt sind. Daher ist es absolut hilfreich und notwendig, eine »Essroutine« festzulegen.

1. Verwenden Sie beispielsweise eine Erinnerungsfunktion in Ihrem Smartphone, um zu wissen, wann es Zeit ist für Ihre nächste Mahlzeit, Ihren Zwischensnack oder Ihr nächstes Getränk. Oder halten Sie sich an einen »Stundenplan«, eine Tabelle, die Sie sich angelegt haben.

2. Konzentrieren Sie sich auf Ihre (Zwischen-)Mahlzeit, wenn es Zeit zum Essen ist. Essen Sie nicht, wenn Sie ängstlich, aufgeregt, gehetzt sind oder mit anderen reden. Nehmen Sie Ihre Bissen in kleinen Stücken.

3. Beobachten Sie Ihre Portionen. Verwenden Sie kleinere Löffel und essen Sie von kleineren Tellern – es hilft Ihnen, kleinere Mengen gleichzeitig aufzunehmen, ohne »übervoll« zu sein. Es ist leicht, zu schnell, zu viel zu essen oder sich überladen zu fühlen, und es kann eine Weile dauern, bis diese Beschwerden behoben sind.

4. Verwenden Sie »feuchte« Lebensmittel. Diese sind leichter zu schlucken als trockene.

5. Pürieren Sie Speisen zuerst oder mischen Sie sie, wenn es für Sie schwierig ist, so viel zu kauen.

Betrachten Sie alle Lebensmittel als »neue Lebensmittel«. Tasten Sie sich langsam voran und probieren Sie jeweils ein neues Lebensmittel aus, um herauszufinden, was Sie tolerieren und was gerade nicht funktioniert. Aber verzweifeln Sie nicht, wenn Lebensmittel nicht verträglich oder erträglich sind! Die Toleranzen für warme und/oder kalte Speisen beispielsweise können sich mit der Zeit ändern. Also probieren Sie nach einer gewissen Zeit (nach zwei oder drei Monaten) ein bereits einmal getestetes Lebensmittel erneut aus. Denn der Körper passt sich mit der Zeit an die neuen Gegebenheiten an.

Denken Sie im weiteren Verlauf wieder an die Kleinkindernährung. Wenn Sie püriertes Essen gut vertragen, beginnen Sie mit der nächsten Stufe des Essenlernens: Probieren Sie nun, weiche, leichte Lebensmittel mit einem hohen Proteingehalt wie Fisch, Huhn oder Truthahn. Rotes Fleisch hingegen ist zu schwer verdaulich. Experimentieren Sie mit Gewürzen, um festzustellen, was Sie vertragen.

Seien Sie (in Maßen) experimentierfreudig, um herauszufinden, was für Sie funktioniert. Mit der Zeit werden Sie feststellen, dass einige Zucker verträglicher sind als andere [36]. Wählen Sie aus zwischen:

- Traubenzucker (Glukose, Dextrose)

- Fruchtzucker (Fruktose)

- Glukose-Fruktose-Sirup (Isoglukose)

- Schleimzucker (Galaktose)

- Milchzucker (Laktose)

- Malzzucker (Maltose)

- Rohrzucker (Rübenzucker/Saccharose)

Doch Achtung: Traubenzucker, also reine Glucose, treibt den Blutzucker-spiegel stark in die Höhe, führt deshalb zu einer hohen Insulinausschüt-tung und kann damit nach dem Energiehoch auch direkt zu einem Energietief führen!

Es wird nicht lange dauern, bis Sie es herausgefunden haben, was Ihnen besser bekommt.

Halten Sie kleine Snacks bereit, die Sie essen können, wenn ein Energietief droht. Greifen Sie z. B. zu:

- Käsesticks

- Hüttenkäse

- Erdnussbuttercrackern

- Salzcrackern

- Käsestangen (Käse-Flutes)

- Proteingetränken

Kalorienreiche Proteine helfen und für diejenigen, die Smoothies lieben: Probieren Sie proteinreiche, kalorienreiche Getränkerezepte, die für Gast-rektomie-Patienten modifiziert wurden [8, 15, 17].

Machen Sie sich anfangs keine Sorgen über Aufstoßen oder Schluckauf. Beides lässt normalerweise nach einiger Zeit nach. Sie können Simeticon-haltige Arzneimittel wie z. B. Espumisan® oder Lefax® anwenden, die Sie in der Apotheke erhalten. Dieser Wirkstoff entfaltet seine Wirkung, indem er die Oberflächeneigenschaften der Gasbläschen im Darm verändert. So verwandelt Simeticon den Schaum in freies Gas, das dann vom Körper ausgeschieden wird. So werden Blähungen, Völlegefühl, schmerzhafte Krämpfe sowie Druck im Bauch gebessert.

> Die einfache Regel lautet: viel Protein, wenig Fett, wenig Zucker.

Auf Ihrem Speiseplan sollten also bevorzugt proteinreiche Nahrungsmittel stehen. Wählen Sie mageres Fleisch (Geflügel), mageren Aufschnitt (z.B. Geflügelwurst, Kochschinken, rohen Schinken ohne Fettrand, Corned Beef) und fettarmen Fisch (Kabeljau/Dorsch, Schellfisch, Seelachs, Scholle) sowie fettreduzierte Milch und Milchprodukte. Weil der Magen fehlt – und damit Pepsin und Magensäure – wird Fleisch schwerer verdaut. Aber zerkleinertes Fleisch ist in der Regel besser verdaulich. Bei Milchprodukten weichen Sie in der Frühphase nach der Magenentfernung zunächst möglichst auf laktosefreie Produkte aus, die heute im Handel gut verfügbar sind. Meiden Sie größere Mengen zuckerreicher Speisen und Getränke wie z.B. Süßigkeiten, Marmelade, Kuchen und Limonaden. Diese Produkte führen leichter zu einem Dumpingsyndrom (siehe Kapitel 11). Verwenden Sie statt Zucker besser Süßstoff. Möchten Sie auf Süßigkeiten nicht verzichten, testen Sie Diabetikerprodukte. Vielleicht vertragen Sie diese gut. Manche Lebensmittel können gerade in der Anfangsphase nach Gastrektomie schlecht verdaulich sein, was sich in Schmerzen, Übelkeit und Luft im Darm (Blähungen) äußert. Diese finden Sie in der folgenden Übersicht.

8.1 Lebensmittel, die nicht geeignet sind für Magenlose

Folgende Lebensmittel sind ungeeignet für Magenlose*,**:

- Zwiebeln (roh, gekocht, gebraten, geschmort) in keiner Art und Weise

- Trockenobst, Kohlsorten und Hülsenfrüchte, grüne Linsen, rote und gelbe Linsen, weiße Bohnen, braune Bohnen, Kidneybohnen, Kapuzinerbohnen, grüne Bohnen, Kichererbsen, Sojabohnen, Stangenbohnen, Schnippelbohnen, Weißkohl, Rotkohl, Grünkohl, Wirsing

- Rettich, Kohlsalate, Essiggurken, Peperoni, Pilze, Bohnensalat

- Orangen, Apfelsinen, Mandarinen, Pampelmusen, Kirschen, Granatäpfel, Pflaumen und reifes Obst

- Eintöpfe aus Hülsenfrüchten

- rohes Fleisch, Tatar, Mett, Salami, rote Würste

- roher Fisch (Sushi etc.), Austern, Muscheln, Tintenfisch

- rohe Eier (z. B. Tiramisu etc.)

* modifiziert nach [15, 17]

** auch hier gilt natürlich, dass die oben genannten Lebensmittel Jahre nach der Magenentfernung in kleinen Mengen verträglich sein können. Einfach ausprobieren!

Gerichte mit rohen Eiern und die Salmonellengefahr

Das Hauptreservoir der Salmonellen sind Tiere, wobei diese nur selten klinisch daran erkranken. Landwirtschaftliche Nutztiere wie Rinder, Schweine und speziell Geflügel und daraus erzeugte tierische Lebensmittel stehen deshalb an der Spitze der möglichen Infektionsursachen. Salmonellosen des Menschen sind weltweit verbreitet. Die Salmonelleninfektion ist eine Krankheit, die durch das Bakterium Salmonella enteritidis verursacht wird, das in Eiern zu finden ist. Durch die bundesweite Einführung einer Impfung gegen Salmonellen (2008) bei Zuchtgeflügel, Legehennen, Masthähnchen sowie Puten kam es zu einer Abnahme von Erkrankungen durch S. Enteritidis [54]. Salmonellen kontaminieren ein Ei, wenn das Ei durch die Eierstöcke der Henne geleitet wird. Die Henne sieht in der Regel gesund aus, sodass der Landwirt keinen Grund zu der Annahme hat, dass sie Salmonellen trägt. Obwohl Eier sorgfältig gereinigt und kontrolliert werden, ist es möglich, dass ein mit Salmonellen kontaminiertes Ei im Lebensmittelgeschäft verkauft wird.

Wenn ein rohes oder ungekochtes Ei, das die Bakterien enthält, gegessen wird, kann dies zu einer Salmonelleninfektion führen. Bauchkrämpfe, Fieber und Durchfall treten typischerweise in den ersten 12 bis 72 Stunden nach dem Verzehr eines kontaminierten Eies auf und dauern im Allgemeinen zwischen vier und sieben Tagen an. Die meisten Menschen erholen sich auch ohne eine Antibiotikabehandlung.

Jedes Lebensmittel, das rohe Eier enthält, birgt ein Risiko einer Salmonelleninfektion. Hierzu gehören insbesondere Desserts wie z. B. Tiramisu, Pudding oder Mousse au Chocolat, aber auch frische Mayonnaise, Drinks mit Eiweißschaum und roher Teig. Auch Speiseeis kann rohe Eier enthalten. Deshalb sind auch pochierte Eier nicht zu empfehlen.

Alle Speisen und Lebensmittel, die viel Eiweiß und Wasser enthalten, müssen entweder über 70 °C erhitzt (und danach schnellstens verzehrt) werden oder unterhalb von 10 °C, also im Kühlschrank, aufbewahrt werden. Rohe Fleisch- und Wurstwaren, Schlachtgeflügel, Seetiere, Eier, Cremes, Salate und Mayonnaisen mit Rohei sowie Speiseeis sind nach dem Einkauf stets im Kühlschrank aufzubewahren.

Speisen dürfen nicht längerfristig warm, d. h. unter 60 °C, gehalten werden. Eine sichere Abtötung der Salmonellen wird bei Temperaturen über 70 °C bei mindestens zehn Minuten Garzeit erreicht.

Beim Auftauen von gefrorenem Geflügel und Wild enthält das Auftauwasser oft Salmonellen. Deshalb müssen Sie das Auftauwasser separat auffangen und sofort entsorgen (heiß nachspülen). Alle Gegenstände, die damit in Berührung gekommen sind, und die Hände, sollten Sie danach sofort gründlich mit möglichst heißem Wasser reinigen.

Beim Kochen mit der Mikrowelle sollten Sie keine zu kurzen Garzeiten wählen, damit die Speisen auch im Innern ausreichend erhitzt werden. Beim Aufwärmen von Speisen müssen 70 °C überschritten werden (Thermometer) [54].

Sind Bio-Eier in Bezug auf eine Salmonellen-Infektion risikoärmer?
Nein!

In vielen Salmonellen-Fällen waren Bio-Eier die Ursache für eine Salmonellen-Infektion, obwohl viele Verbraucher sie bisher als die »besseren« Eier eingestuft haben. Tatsächlich besteht bei Bio-Eiern ein höheres Risiko für Salmonellen, da die Hühner keine Antibiotika erhalten.

Welchen Käse dürfen Sie essen?
Nicht pasteurisierter Käse birgt bestimmte Risiken, da er nicht durch einen Hitzebehandlungsprozess (Pasteurisierung) zur Abtötung schädlicher Bakterien behandelt wurde. Diese Risiken können sein:

1. **Bakterielle Infektionen**: Rohe Milch, die zur Herstellung von nicht pasteurisiertem Käse verwendet wird, kann schädliche Bakterien wie E. coli, Listeria, Salmonellen und Tuberkulosebakterien enthalten, die Lebensmittelvergiftungen und schwere Infektionen verursachen können. Bei der Herstellung von Rohmilchkäse wird nämlich die Milch auf höchstens 40 °C erhitzt. Die oben genannten Bakterien überleben die 40 °C und vermehren sich. Der Verzehr von solchem Käse kann für magenlose Patienten zu Infektionen führen, die mit gefährlichen Komplikationen einhergehen können.

2. **Gastrektomierte Patienten, schwangere Frauen und Immungeschwächte**: Für diese Gruppen und Menschen mit geschwächtem Immunsystem besteht ein höheres Risiko von Komplikationen bei einer bakteriellen Infektion durch nicht pasteurisierten Käse.

3. **Lebensmittelvergiftungen**: Der Verzehr von nicht pasteurisiertem Käse kann zu Magen-Darm-Beschwerden, Übelkeit, Erbrechen und Durchfall führen, was auf Lebensmittelvergiftungen hindeuten könnte.

4. **Reifebedingungen**: Nicht pasteurisierter Käse unterliegt möglicherweise nicht den gleichen Reifebedingungen wie pasteurisierter Käse, was zu unvorhersehbarer Qualität und Geschmack führen kann.

Es ist wichtig, besonders bei gastrektomierten Patienten, auf die Qualität und Herstellung des Käses zu achten, um diese Risiken zu minimieren. Bei Unsicherheit ist es ratsam, auf pasteurisierten Käse zurückzugreifen.

Viele Käsesorten werden aus pasteurisierter Milch hergestellt, insbesondere in Ländern mit strengen Lebensmittelvorschriften. Hier sind einige der häufigsten Käsesorten, die normalerweise aus pasteurisierter Milch hergestellt werden:

1. **Cheddar**: ein englischer Hartkäse, der aus Kuhmilch hergestellt wird und oft pasteurisiert ist.

2. **Gouda**: ein halbfester bis fester Käse aus den Niederlanden, der normalerweise aus Kuhmilch und pasteurisierter Milch hergestellt wird.

3. **Edamer**: ein holländischer Käse ähnlich wie Gouda, der oft aus pasteurisierter Kuhmilch produziert wird.

4. **Emmentaler**: ein Schweizer Käse mit charakteristischen Löchern, der in der Regel aus pasteurisierter Kuhmilch hergestellt wird.

5. **Mozzarella**: ein weicher italienischer Käse, der oft aus pasteurisierter Büffel- oder Kuhmilch hergestellt wird.

6. **Gruyère**: ein schweizerischer Hartkäse, der normalerweise aus pasteurisierter Kuhmilch hergestellt wird.

7. **Provolone**: ein italienischer Käse, der sowohl aus pasteurisierter als auch unpasteurisierter Kuhmilch hergestellt werden kann.

Diese Liste ist nicht erschöpfend, da es viele verschiedene Käsesorten gibt, die aus pasteurisierter Milch hergestellt werden. Wenn Sie sicher sein möchten, dass ein bestimmter Käse pasteurisierte Milch enthält, sollten Sie die Produktverpackung oder Informationen des Herstellers überprüfen.

In vielen Ländern gibt es verschiedene Käsesorten, die nicht aus pasteurisierter Milch hergestellt sind. Einige davon sind:

1. **Roquefort**: ein französischer Blauschimmelkäse aus Schafmilch, die nicht pasteurisiert wird.

2. **Brie de Meaux**: ein französischer Weichkäse aus Kuhmilch, die traditionell nicht pasteurisiert ist.

3. **Camembert**: ein weiterer französischer Weichkäse aus Kuhmilch, die oft nicht pasteurisiert ist.

4. **Gorgonzola**: ein italienischer Blauschimmelkäse, der normalerweise aus Kuh- oder Schafmilch hergestellt wird, die nicht pasteurisiert ist.

5. **Parmigiano Reggiano**: ein berühmter italienischer Hartkäse, der aus Kuhmilch hergestellt wird, die in der Regel nicht pasteurisiert ist.

6. **Manchego**: ein spanischer Käse aus Schafmilch, die oft nicht pasteurisiert ist.

7. **Comté**: ein französischer Hartkäse aus Kuhmilch, der normalerweise aus Rohmilch hergestellt wird.

Es ist wichtig zu beachten, dass sich Produktionsmethoden ändern können, und die Verfügbarkeit von Käse aus nicht-pasteurisierter Milch kann je nach Land und regionalen Vorschriften variieren. Wenn man sich nicht sicher ist, ob ein bestimmter Käse pasteurisiert ist oder nicht. Bitte die Angaben auf der Verpackung überprüfen oder den Hersteller zu kontaktieren. Ein gut sortierter Käsehändler wird Sie sicher auch gut beraten können.

8.2   Lebensmittel, die für Magenlose geeignet sind

In der folgenden Tabelle zeige ich Ihnen die Lebensmittel, die sich für Magenlose eignen*.

Fett	Margarine, Butter (ggf. laktosefrei), Öle
Beilagen	Pellkartoffeln, Salzkartoffeln, Kartoffelpüree, Nudeln
Gemüse (frisch oder TK-Kost) und Salate	Möhren, Zucchini, Fenchel, Spinat (in der Anfangsphase kein Blattspinat), Sellerie, Tomaten (mit dem Tomatenschäler geschält oder abgekocht und geschält), Paprika (mit dem Tomatenschäler geschält), weißer und grüner Spargel (Enden bitte großzügig abschneiden), Rote Beete, extra feine Erbsen, Kohlrabi, Brokkoli und Blumenkohl (als Röschen) **Blattsalate**: Kopfsalat, Feldsalat, Lollo blanco und rosso
frisches Obst	Bananen, Kiwi, Melonen, Erdbeeren, Papaya, Mango, Himbeeren
Obst in Konserven	gut zerkaut in kleinen Mengen
Fisch und Krustentiere	Kabeljau, Rotbarsch, Hecht, Scholle, Forelle, Garnelen (frisch oder aufgetaut – Garnelen waschen, schälen und entdarmen und in ca. 1 cm große Stücke schneiden).
Milch und Milchprodukte	Milch, Joghurt, Dickmilch, Buttermilch, Kefir, Quark bis 20 % Fett, Käse (Gouda, Emmentaler und andere Sorten mit einem Fettgehalt von unter 40 %)
Fleisch	Rind-, Kalb-, Schweinefleisch, Hähnchen, Pute (alles gut durchgegart); auch Fleischbällchen und Sauce bolognese unbedingt auf fettarme Verarbeitung achten! **Fleischwaren mit niedrigem Fettgehalt**: Geflügelwurst, Schinken (gekocht), Bierschinken, Corned Beef
Getreideprodukte	Dinkelbrot, Graubrot, Vollwertbrötchen, Zwieback, Knäckebrot (Weißbrot mit Vorsicht und in kleinen Mengen)
Getränke	stilles Mineralwasser, Tee, röstarmer Kaffee, Malzkaffee, Malzbier

* modifiziert nach [15, 17]

Testen Sie bei allen geeigneten Lebensmitteln vorsichtig die individuelle Verträglichkeit aus. Möglicherweise ist drei Monate später die Verträglichkeit schon besser.

Wenn Sie einmal Alkohol trinken möchten, dann bitte mit Vorsicht, denn möglicherweise reagiert Ihr Körper durch die veränderte Situation anders, als Sie es gewohnt sind, d.h. Sie bekommen ziemlich sicher schneller einen Schwips! Probieren Sie zunächst einmal, wenn Sie mögen, ein Schlückchen Portwein. Dieser scheint recht bekömmlich zu sein. Alkohol ist prinzipiell kalorienhaltig und somit ist – in Maßen genossen – nichts dagegen einzuwenden. Wein werden viele Betroffene nicht genießen können, da der Säuregehalt zu hoch ist. Bier (bei Zimmertemperatur) wird am ehesten mit wenig Kohlensäure bekömmlich sein. Probieren Sie am Anfang ein »bayrisches Helles«, das werden Sie wahrscheinlich am besten vertragen. Das gilt natürlich auch für Malzbier. Bedenken Sie bitte, dass ein frühzeitiger Alkoholeffekt auftreten wird!

8.3 Haben magenlose Patienten einen erhöhten Bedarf an Omega-3- Fettsäuren?

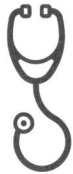

Ob gastrektomierte Patienten einen erhöhten Bedarf an Omega-3-Fettsäuren haben, ist derzeit noch unklar. Sicher ist, dass in der unmittelbaren Phase nach der Magenentfernung eine Zusatzernährung mit Omega-3-Fettsäuren hilft, um postoperative Komplikationen durch Infektionen zu vermeiden [51, 52].

Da die Fettresorption bei magenlosen Patienten aus anatomischen Gründen schlechter ist, kann man die Hypothese aufstellen, dass eine zusätzliche Gabe über Pflanzenöl mit Omega-3-Fettsäuren sinnvoll sei. Untersucht ist es bisher jedoch nicht und somit bleibt es hypothetisch, ob Nahrungsergänzungsmittel mit Omega-3 Fettsäuren sinnvoll und notwendig sind.

Wie kommen wir nun überhaupt an Omega-3-Fettsäuren?

Omega-3-Fettsäuren gehören zu den sogenannten mehrfach ungesättigten Fettsäuren. Drei davon sind für den menschlichen Körper besonders wichtig: Zum einen die pflanzliche Omega-3-Fettsäure Alpha-Linolensäure (ALA), zum anderen die beiden überwiegend aus Fischen oder Algen gewonnenen Omega-3-Fettsäuren Docosahexaensäure (DHA) und Eicosapentaensäure (EPA). Da Fische sich von Omega-3-fetthaltigen Algen ernähren, bekommen wir durch den Verzehr besonders fettreicher Fische (Hering, Lachs, Makrele, Thunfisch und Sardine) unsere Omega-3-Fettsäuren zugeführt. So war es natürlich logisch, aus Algen das Algenöl mit Omega-3 Fettsäuren zu entwickeln.

Die Deutsche Gesellschaft für Ernährung empfiehlt etwa 1 bis 1,5 Gramm pflanzliche Omega-3-Fettsäuren (Algenöle) täglich zu sich zu nehmen, indem man zweimal pro Woche fettreichen Fisch isst. In Anbetracht der Überfischung unserer Meere mag das keine nachhaltige Lösung sein, deshalb kann Leinöl eine Alternative sein. Leinöl ist aufgrund seines hohen Gehaltes an Alpha-Linolensäure (ca. 54 %) eines der wertvollsten Pflanzenöle, kann aber bei falscher Handhabung bitter schmecken, weshalb es nicht gerne genommen wird. Der hohe Anteil an dreifach ungesättigten Fettsäuren lässt das Öl schnell oxidieren, wodurch es bei falscher Herstellung und Lagerung schnell ranzig wird und einen bitteren Geschmack annehmen kann. Der optimale Aufbewahrungsort für eine angebrochene Flasche Leinöl ist der Kühlschrank. Dort hält sich das Nahrungsmittel circa vier bis fünf Wochen, ehe es bitter und ranzig schmeckt. Für eine längere Haltbarkeit kann das Öl sogar ins Gefrierfach gelegt werden. Bei Temperaturen von etwa minus 20 Grad gefriert Leinöl nicht, Sie müssen also keine Angst haben, dass die Flasche platzt oder die Qualität leidet.

Der Umbau des Leinöls in die ebenfalls gesundheitlich enorm wichtige Docosahexaensäure (DHA) und Eicosapentaensäure (EPA) erfolgt nach neuesten Erkenntnissen jedoch nur in geringem Maße.

DHA und EPA sind in Seefischen angereichert, wobei die ursprüngliche Quelle der DHA und EPA die Alge ist. Damit Sie sich mit allen wichtigen Omega-3-Fettsäuren versorgen können, wird Leinöl mit der aus der Alge gewonnenen DHA und EPA ergänzt. Somit ist das Produkt rein pflanzlich und auch für Veganer geeignet.

Leinöl ist wegen seines hohen Omega-3-Gehalts nur sehr begrenzt haltbar. Bereits eine Tagesdosis von 25 ml Bio-Leinöl mit DHA & EPA enthält 250 mg Docosahexaensäure, 125 mg Eicosapentaensäure und kann damit:

- zur Erhaltung einer normalen Gehirnfunktion (DHA),

- zur Erhaltung einer normalen Sehkraft (DHA) und

- zur Erhaltung einer normalen Herzfunktion (DHA & EPA) beitragen.

Die Europäische Behörde für Lebensmittelsicherheit (EFSA) stellte fest: Die tägliche zusätzliche Aufnahme von 5 g an langkettigen Omega-3-Fettsäuren ist für die Sicherheit der Bevölkerung unbedenklich [53]. Somit sind die obigen Dosisempfehlungen für DHA und EPA aus meiner Sicht völlig unkritisch. Es könnte sinnvoll sein, eine Tagesdosis von 1–2 Esslöffeln Leinöl mit DHA & EPA täglich (zum Beispiel in einem Müsli (siehe Rezeptteil) als Nahrungsergänzung zu sich zu nehmen.

Merke:

Starten Sie die Ernährung nach der Magenentfernung, wie Sie ein Baby ernähren würden: zunächst flüssig und dann breiig. Beginnen Sie erst im Anschluss mit fester Nahrung. Verwenden Sie beispielsweise Ihre Alarmfunktion auf dem Smartphone als Erinnerung, wann es Zeit für Ihre nächste Mahlzeit, Ihren nächsten Snack oder Ihr nächstes Getränk ist.

Feuchte Lebensmittel können leichter »runtergehen« als trockene Lebensmittel. Bevorzugen Sie mageres Fleisch und fettarmen Fisch, magere Fleischwaren sowie magere Milch und Milchprodukte.

Vorsicht:

- vor rohem Fleisch, Tatar, Mett, Salami, roter Wurst
- rohem Fisch (Sushi etc.), Austern, Muscheln, Tintenfisch und
- rohen Eiern (z. B. Tiramisu, Mayonnaise etc.)

Es könnte sinnvoll sein, eine Tagesdosis von 1–2 Esslöffeln Leinöl mit DHA & EPA täglich (zum Beispiel in einem Müsli – siehe Rezeptteil) als Nahrungsergänzung zu sich zu nehmen.

9 Seit meiner Operation friere ich oft

Mehrere Gründe führen dazu, dass Frauen eher als Männer frieren. So haben Frauen eine dünnere Haut als Männer, haben weniger Muskeln, die die »Wärmefabrik« unseres Körpers sind. Außerdem haben viele Frauen ein »ungünstiges« Verhältnis von Körperoberfläche zu Körpervolumen: Ihre Körperfläche ist im Verhältnis zum Körpervolumen größer als bei Männern [38]. Sie verlieren daher mehr Wärme über die Haut. Wenn man häufig kalte Füße und Hände hat, kann das folgende Gründe haben:

- zu niedriger Blutdruck

- Diabetes mellitus

- Unterfunktion der Schilddrüse (Hypothyreose)

- akuter Eisenmangel

- Einnahme von Betablockern

- Magersucht oder massiver Gewichtsverlust als Folge der Magenentfernung

Am häufigsten wird bei Ihnen der Gewichtsverlust nach der Operation für das Frieren verantwortlich sein, weil die mehr oder weniger dicke Speckschicht dahingeschmolzen ist. Durch den Gewichtsverlust ist aber auch der Blutdruck gesunken, sodass Sie wahrscheinlich Ihre Blutdruckmedikamente, sollten Sie vor der OP welche benötigt haben, reduzieren müssen. Bitte setzen Sie Ihre Medikation nicht selbstständig ab, sondern sprechen Sie mit Ihrem Arzt darüber. Insgesamt ist der Grundumsatz bei gastrektomierten Patienten reduziert. Der Grundumsatz ist die Energiemenge, die der Körper benötigt, um alle lebenswichtigen Organe »am Laufen« zu halten. Also: Der Magen fehlt, der Energiebedarf ist geringer. Das bedeutet, dass die Wärmeproduktion heruntergefahren wird [2]. Neben einer ausgewogenen, kalorisch ausreichenden Ernährung lässt sich das Frieren durch angepasste Kleidung wie z. B. Ski-Unterwäsche verhindern. Wenn Ihnen trotzdem ständig kalt ist, sollten Sie von Ihrer Hausärztin oder Ihrem Hausarzt eine Blutarmut und eine Infektion ausschließen lassen.

Nach der Operation haben Sie an Kondition verloren und sicher auch Muskulatur abgebaut. Eine Zeit danach, wenn Sie sich wieder fitter fühlen, können Sie mit leichtem Ausdauersport oder Physiotherapie beginnen, um wieder Muskelmasse aufzubauen. So kann der Grundumsatz langsam gesteigert werden.

Merke:

Am häufigsten werden der Gewichtsverlust und der reduzierte Grundumsatz nach der Operation für Ihr Frieren verantwortlich sein. Eine kalorienreiche Ernährung und angepasste Kleidung hilft Ihnen. Bitte lassen Sie eine Blutarmut und eine Infektion durch Ihre Hausärztin oder Ihren Hausarzt ausschließen.

---

10 Blutarmut nach der Magenentfernung

Bis zu 75 % der Patienten ohne Magen entwickeln nach der Operation einen Eisenmangel (Blutarmut, Anämie). Die Ursachen dafür sind multifaktoriell und noch nicht endgültig geklärt.

Eisen ist an die roten Blutkörperchen (Erythrozyten) gebunden, wird zum Transport von Sauerstoff zu den Organen und Geweben benötigt. Das Eisen ist an allen Stoffwechselvorgängen des Körpers beteiligt. Die Symptome, die bei Eisenmangel auftreten, spiegeln deshalb Störungen im Stoffwechselprozess aufgrund des Mangels an Eisen wider, die sich mit zunehmendem Eisenmangel wiederum verstärken können:

- Müdigkeit und Abgeschlagenheit
- Vergesslichkeit und Konzentrationsschwäche
- körperliche Leistungseinbußen/Kurzatmigkeit
- Blässe
- Haarausfall
- brüchige Nägel/eingerissene Mundwinkel
- Infektanfälligkeit
- Depressionen und Ängstlichkeit
- Restless-Legs-Syndrom (RLS) und Schlafstörungen [35]

Die Eisenaufnahme geschieht größtenteils im Zwölffingerdarm und im oberen Teil des Dünndarms, dem Jejunum. Dieser Prozess wird durch Magensäure unterstützt, die dreiwertiges Eisen aus der Nahrung in zweiwertiges Eisen umwandelt, weil dieser Typ von Eisen vom Dünndarm leichter aufgenommen (resorbiert) werden kann [20]. Da aber keine Magensäure

(Salzsäure u. a.) vorhanden ist, kann dreiwertiges Eisen nur schlecht aufgenommen werden. Die typische Laborwertveränderung im Blutbild bezeichnet man in der Medizin als »hypochrome Anämie«: Der Patient ist blass und in seiner Leistungsfähigkeit eingeschränkt, neigt zu Atemnot in Ruhe (Belastungsdyspnoe) und Kopfschmerzen [2]. Insofern sind und bleiben die Patienten unbehandelt häufig blutarm.

Merke:

Die Eisenaufnahme ist durch die fehlende Magensäure gestört und führt zum Mangel an roten Blutkörperchen (Anämie).

---

11 Impfungen, die jetzt notwendig werden könnten

Sollte bei der Magenentfernung auch die Milz mit entfernt worden sein, also eine Asplenie vorliegen, so werden laut Robert Koch-Institut (RKI) umso dringlicher Impfungen empfohlen. Lassen Sie sich von Ihrem Hausarzt einen Asplenie-Notfallausweis ausstellen! Es besteht ein erhöhtes Infektionsrisiko für eine Sepsis: Pneumokokken (häufig), Meningokokken, Haemophilus influenzae, Sepsis nach Tierbissen: Capnocytophaga canimorsus Parasitosen: Babesia (Zeckenstiche), Malaria.

Welche Impfungen sind besonders wichtig?
Patienten mit anatomischer oder funktionaler Asplenie haben ein erhöhtes Risiko für schwere Krankheitsverläufe bei Infektionen mit gekapselten Bakterien. Sie sollten deshalb gegen folgende Erreger geimpft werden – und das möglichst vor der Milzentfernung:

- Pneumokokken (PCV 13 oder PCV 20 + PSV 23)

- Haemophilus influenzae Typ b

- Meningokokken (tetravalent)

- Influenza (jährlich)

- Covid-19 (laut STIKO 25.4.2023 jährliche Auffrischimpfung für Personen über 60, die ein erhöhtes Risiko für einen erschwerten Krankheitsverlauf haben.)

Zusätzlich wird die jährliche Grippe(Influenza)-Impfung (tetravalent, für über Sechzigjährige die Hochdosis-Impfung) dringend empfohlen, da durch die Influenza das Risiko von bakteriellen Sekundärinfektionen, also begleitenden Infektionen, insbesondere mit Pneumokokken, erhöht ist.

Merke:

Eine Impfung gegen Pneumokokken, Haemophilus influenzae Typ b und Meningokokken ist jetzt besonders wichtig. Jährliche Impfung gegen Influenza und ggf. Covid-19.

12 Frühdumping: Was ist das?

Der Begriff leitet sich vom englischen Verb »to dump« für »wegwerfen« oder »abladen« ab. Die Bezeichnung »Dumping« stammt von Wyllys, Andrews und Mix [33] die schon 1920 durch radiologische Untersuchungen eine beschleunigte Passage von Speisen und Flüssigkeit im Darm bei Patienten nach Gastrektomie fanden. Unter Dumping versteht man bei Personen ohne Magen eine sogenannte »Sturzentleerung« flüssiger und fester Nahrung. Dadurch, dass der Magen fehlt, gelangen der Speisebrei und die Flüssigkeit sehr schnell in den Dünndarm, die Nahrung »fällt« sozusagen vom Mund in den Dünndarm, da es keinen Magenpförtner mehr gibt, der die Speisen und Flüssigkeiten aufhalten könnte. Es entstehen folgende typische Beschwerden wie Völlegefühl, Übelkeit und heftige Bauchkrämpfe und -schmerzen.

Eine unzureichende Funktion der Kardia (Verschluss des Mageneinganges) bezeichnet man als Kardiainsuffizienz. Sie ist die Ursache der gastroösophagealen Refluxkrankheit (GERD) (siehe Kapitel 13).

Das Nervensystem des Darms reagiert bei gastrektomierten Menschen auf die plötzlich ankommenden zu großen Nahrungsmengen, auch dann, wenn der Speisebrei nur ungenügend gekaut und nicht durch Speichel vorverdaut ist. Dadurch entsteht bei vielen Magenoperierten das sogenannte »Dumping-Syndrom«.

Man unterscheidet hierbei das Frühdumping-Syndrom, das kurz nach dem Essen auftritt, und das Spätdumping-Syndrom, das erst einige Zeit später einsetzt. Anfällig für ein Dumping-Syndrom sind Patienten nach einer totalen Magenentfernung; es kann aber auch nach einer Teilentfernung des Magens auftreten.

Frühdumping entwickelt sich schnell nach der operativen Magenentfernung.

Beim Frühdumping führt die zu rasche Passage über die Speiseröhre (Ösophagus) in den Dünndarm zu Hyperosmolarität im Dünndarm. Es kommt also zur Sturzentleerung des Speisebreis in den vorderen Dünndarm mit nachfolgendem Wassereinstrom aus dem umliegenden Gewebe in den Darm. Da der Speisebrei eine höhere Konzentration von Energiestoffen und anderen Stoffen hat als die Konzentration im Blut, strömen aus dem Blut und dem Bindegewebe Flüssigkeit und Elektrolyte in die Darmöffnung ein, wodurch der Durchmesser des Darmes zunimmt. Durch den hyperosmolaren Speisebrei im Jejunum kommt es somit zu einer Flüssigkeitsverschiebung aus dem Intravasalraum (= Plasmavolumen) in das Darmlumen (= passagere relative Hypovolämie). Durch das **Anschwellen und die Dehnung des Dünndarmes** kommt es zu typischen Beschwerden wie Bauchschmerzen und Übelkeit. Das Frühdumping dauert in der Regel bis zu einer halben Stunde und ist Folge der hyperosmolaren Nahrungsaufnahme. Zudem führt die schnelle Zufuhr des Speisebreis in den Dünndarm zu einer ausgeprägten Überdehnung der abführenden Schlinge des Jejunums und damit zur Freisetzung von gastrointestinalen Hormonen, die zu den verschiedenen Symptomen führen. Was passiert, wenn die Nahrung zu schnell im Darm ankommt? Durch den Entzug des Wassers aus dem Kreislaufsystem kommt es zu einem Blutdruckabfall. Das kann zu einem Schwächeanfall mit Blässe, Schweißausbruch, Übelkeit, Erbrechen und Schmerzen im Oberbauch führen. Im Extremfall kann es zum Kreislaufkollaps kommen, weshalb es sehr hilfreich sein kann, sich nach dem Essen mit leicht erhöhtem Oberkörper hinzulegen, um dem Blutdruckabfall vorzubeugen. Weil der Speisebrei sehr schnell weitertransportiert wird, kann es manchmal zu spontanem Durchfall kommen, besonders wenn er sehr fetthaltig ist.

Durch Beachtung der Empfehlungen, die im nächsten Abschnitt gegeben werden, können Sie die Häufigkeit des Auftretens des Dumping-Syndroms reduzieren. In sehr seltenen Fällen kann es erforderlich sein, liegend die Speisen einzunehmen. Durch die horizontale Körperlage, die einerseits den Blutdruckabfall verringert, wird andererseits der Übertritt der Speisen in den Dünndarm verzögert, was die Beschwerden mildert.

> **Merke:**
>
> Beim Frühdumping-Syndrom kommt es kurz nach Aufnahme einer Mahlzeit durch das Anschwellen und die Dehnung des Dünndarmes zu typischen Beschwerden wie Schmerzen und Übelkeit. Durch den Entzug des Wassers aus dem Blutgefäßsystem kann es als Folge des Blutdruckabfalls außerdem zu einem Schwächeanfall mit Blässe und Schweißausbruch kommen. Diese Beschwerden sind in der Regel nach einer halben Stunde wieder vorbei. Liegen kann Abhilfe schaffen.

12.1   Was tun gegen Frühdumping?

- Nehmen Sie nur kleine Mahlzeiten ein

- Kauen Sie Ihr Essen gründlich

- Trinken Sie während der Mahlzeit wenig

- Bücken Sie sich nach dem Essen nicht kopfüber (z. B. nicht die Spülmaschine einräumen). Ruhen Sie lieber für eine halbe Stunde.

Um dem Frühdumping vorzubeugen, sollten Betroffene pro Mahlzeit nur so viel zu sich nehmen, wie sie gut vertragen. Auch hier hilft nach einiger Zeit die persönliche Erfahrung am besten weiter. Direkt nach der Magenentfernung wird es sicher nicht mehr als eine halbe bis eine Handvoll Nahrung sein können.

Gründliches Kauen hilft bei der Vorverdauung, denn die Enzyme im Speichel des Mundes spalten die Kohlenhydrate und das Eiweiß auf. Während des Essens sollten Patienten möglichst wenig oder gar nichts trinken, um das aufgenommene Volumen nicht noch weiter zu vergrößern. Wer an Flüssigkeit bei Essen spart, hat mehr Platz für feste Nahrung. Trotzdem darf das Trinken insgesamt natürlich nicht zu kurz kommen: Zwischen den Mahlzeiten sollten Betroffene genügend Flüssigkeit zu sich nehmen.

Etwas Ruhe nach dem Essen hilft ebenfalls, die Symptome des Frühdumpings zu lindern. Ob Patienten dabei eher liegen oder sitzen sollten, hängt davon ab, ob sie zu Rückfluss von Nahrung in die Speiseröhre und Aufstoßen oder Sodbrennen neigen. Auf jeden Fall sollten Betroffene das Bücken kopfüber vermeiden, da dadurch der Bauch und damit der Darm zusammengedrückt wird und eventuell der Speisebrei in die Speiseröhre zurückgedrückt wird.

Merke:

Essen Sie kleine Mahlzeiten, kauen Sie gründlich und trinken Sie wenig während des Essens. Ruhen Sie nach dem Essen.

---

13 Entzündung der Speiseröhre

Eine Entzündung der Speiseröhre ist eine durch Speisebreirückfluss und Gallerückfluss in die Speiseröhre verursachte Entzündung des unteren Teils der Speiseröhre. Fachleute sprechen von biliärer Refluxösophagitis. Bilis ist lateinisch und bedeutet Galle. Diese Rückflusskrankheit tritt zumindest episodenhaft bei bis zu 80 % der gastrektomierten Patienten auf.

Ein Refluat aus dem Zwölffingerdarm bzw. dem oberen Dünndarm, also Gallensaft und Bauchspeicheldrüsensekret, verursacht alkalische, biliäre Speiseröhrenentzündungen [34]. Die in der Galle enthaltenden Salze (endogene, hydrophobe) gelten als Ursache für die Entstehung dieser Schleimhautschäden, die nicht nur Beschwerden verursachen, sondern auch als genetisch bedingte Krankheitsanfälligkeit für das Entstehen von Krebs in Betracht kommen. Zunehmend wird giftigen (toxischen) Gallensäuren auch eine krankmachende Rolle bei der Entstehung des Barrett-Karzinoms [7, 11] angelastet. Vom alleinigen Gallereflux in die Speiseröhre sind Beschwerden, aber kaum Entzündungen der Speiseröhre zu erwarten. Einer (umstrittenen) Hypothese zufolge sollen jedoch gerade Interaktionen zwischen der Magensäure und bestimmten Gallensalzen (bei »Mixed Reflux«) zu besonders problematischen Zellschädigungen führen [34].

Typische Beschwerden eines Rückflusses vom Zwölffingerdarm in die Speiseröhre (duodenoösophagealen Refluxes) sind:

- galliges Erbrechen
- galliges Aufstoßen
- Oberbauchschmerz, Völlegefühl

Endoskopische Untersuchungen zeigen Schleimhautirritationen (»Red-green-disease«) und stärkere Schäden wie Erosionen, Geschwüre und Narben als Anzeichen für dieses Problem. Durch fiberoptische Bilirubin-Messsonden, die in die Speiseröhre eingebracht werden, können spezialisierte Zentren den Gallereflux zuverlässig quantifizieren (»Bilitec-Spektrophotometrie«) [34].

Die Behandlung der Refluxkomplikationen und -beschwerden ist häufig schwierig. Bei Speiseröhrenentzündungen ist zunächst ein »saurer Anteil« im Refluat auszuschließen bzw. mit H2-Rezeptor-Blockern oder Protonenpumpeninhibitoren (z. B. Pantoprazol®) effektiv zu unterdrücken. Ansonsten gilt zur Behandlung postoperativer »alkalischer biliärer« Refluxkomplikationen oder -beschwerden die Korrekturoperation mit Anlage einer sogenannten Y-Roux-Schlinge.

Vor allem Gallensäuren und Lysolecithin stehen im Verdacht, die Schädigung der Schleimhaut und eine reaktive Entzündung zu verursachen. Bei alkalischem Reflux können gallensäurebindende Substanzen wie Cholestyramin® (z. B. ¼ Lipocol®-Kautablette) oder Sucralfat® eingesetzt werden [24]. Vor der Magenentfernung gab es einen Verschlussmechanismus am unteren Ende der Speiseröhre bis hin zum Übergang des Magens, der den Rückfluss des Speisebreis verhindern konnte.

Als »Basismaßnahme« gilt eine geeignete Körperhaltung (z. B. nachts Oberkörper-Hochlagerung), die den Reflux bei fehlenden Barrieren wenigstens nicht unterstützt.

Bei refluxbedingten Schleimhautschäden können Prokinetika, bei Erbrechen auch Antiemetika (Triflupromazin®, Dimenhydrinat®) versuchsweise eingesetzt werden. »Gallensäurenbindende« Schichtgitter-Antazida der 2. Generation (in Deutschland z. B. Talcid®) lindern (zuweilen) Refluxsymptome und werden meist besser akzeptiert als Colestyramin® [34].

Von Sucralfat® ist hingegen kaum eine positive Wirkung zu erwarten. Mikrokristalline Zellulose (5 g/d) wurde zur Inaktivierung von Gallensäuren bei Reflux vorgeschlagen; in einer lateinamerikanischen Studie sind Beschwerden auf diese Weise deutlich vermindert worden. Etabliert ist diese Behandlungs-methode in Europa allerdings nicht.

Bei »biliärer« Reflux-Gastritis wurde die Wirksamkeit von Ursodesoxycholsäure (z. B. in Deutschland Ursofalk®) gezeigt: Nach Behandlung mit zweimal 250 mg/Tag verschwanden die Symptome bei 80 % der Patienten innerhalb von 2 Monaten vollständig. Möglicherweise kommt der medikamentösen Veränderung des Gallensäurepools im Refluat zugunsten der »nicht toxischen« Ursodesoxycholsäure eine entscheidende therapeutische Bedeutung zu und hilft auch gastrektomierten Patienten.

Insgesamt sind die (unzureichend oder nicht gesicherten) medikamentösen Anstrengungen zur Verhinderung bzw. Neutralisation des »alkalischen« Refluxes bislang jedoch wenig zufriedenstellend. Die Betreuung magenloser Patienten mit »biliärer« Refluxkrankheit bleibt – wenn nicht korrigierend operiert werden kann – weiterhin schwierig. Sie gehört in jedem Fall in die Hand des Gastroenterologen.

Bis zu 90 % der Patienten kann damit kausal geholfen, d.h. der Reflux kann beseitigt werden. Allerdings ist eine Reoperation nicht selten sehr problematisch bzw. nicht praktikabel.

Merke:

Die Refluxösophagitis ist eine durch Speisebreirückfluss und Galle-rückfluss in die Speiseröhre verursachte Entzündung des unteren Teils der Speiseröhre. Sie tritt bei bis zu 80 % der gastrektomierten Patienten auf. Die Betreuung magenloser mit der sogenannten biliären Refluxkrankheit Betroffener bleibt – wenn nicht korrigierend operiert werden kann – weiterhin schwierig und gehört in die Hand des Gastroenterologen.

14 Der Vagusnerv, ein Alleskönner?

Dieses Kapitel ist sehr »medizinisch« und interessiert sicher nicht jeden Leser, aber es soll an dieser Stelle ein wenig erläutert werden, warum die Beschwerden nach der Magenentfernung, das sogenannte »Postgastrektomie-Syndrom«, nicht bald nach der Operation verschwinden.

Dass wir zwei Hirnhälften mit unterschiedlichen Aufgaben haben, weiß jedes Kind. Zwar reden alle von Bauchgefühl, doch »wer« da wirklich fühlt und was gefühlt wird, davon fehlt uns bis heute noch jede Vorstellung. Der Darm lässt sich bis heute vom Gehirn nicht dominieren – nur in richtigen »Notfällen« greift das Gehirn (das Zentralnervensystem [ZNS]) ein, z. B. beim Erbrechen. Das Bauchhirn (oder auch Darmhirn) ist eigenständig tätig.

> Bauchhirn ist der populäre Ausdruck für das sogenannte enterische Nervensystem (ENS) [5].

Zwar werden Hunger und Sättigungsgefühl vom Gehirn und ENS zentral in gemeinsamer Kooperation gesteuert, doch die tägliche Arbeit, das Analysieren, Weiterschieben und Verarbeiten der Nahrung, wird vom Bauchhirn ganz alleine erledigt. Der Körper verfügt über mehrere Kommunikations- und Informationssysteme, insbesondere das endokrine System (Hormone), das Immunsystem und das Nervensystem. Ein wichtiger Teil des Bauchhirns ist der Nervus Vagus, auch Vagusnerv oder nur Vagus genannt. Er ist einer von zwölf Hirnnerven und ist beteiligt u. a. an der Regulation der Organfunktionen.

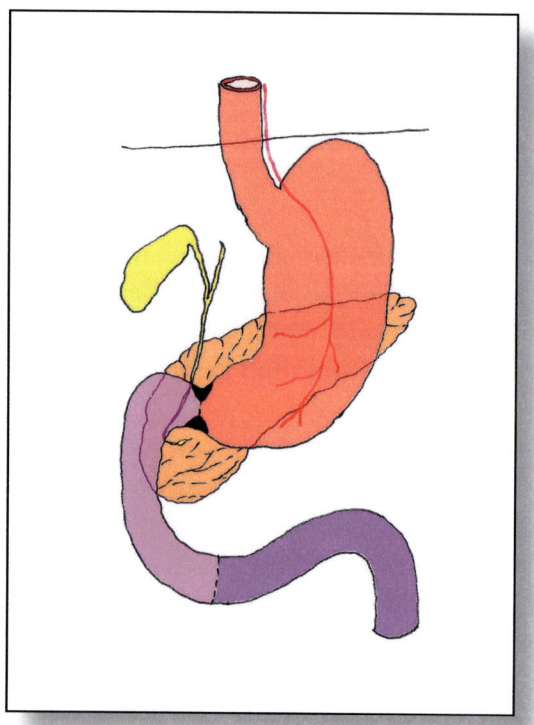

Abbildung: Nervus vagus (rot) auf dem Magen liegend

In den 1970er-Jahren begannen sich drei Forscherteams gleichzeitig Verdienste auf dem noch weitgehend unbekannten Gebiet der modernen Neuro-Gastro-Enterologie zu erarbeiten, indem sie als erste Untersucher Methoden aus der Gehirnforschung einsetzten.

Sowohl die Nervenzentren im Gehirn als auch im Bauch haben dieselben Nervenzellen, Neurotransmitter und Botenstoffe. Sie sind aber unterschiedlich organisiert: Die Zellen des »Bauchhirns« kommunizieren nur über kurze Strecken, schon die im Dickdarm wissen nicht, was jene im Dünndarm tun. Das müssen sie auch nicht, weil auf jedem Quadratzentimeter des Verdauungstraktes hunderte von Sensoren – und Interneuronen (Schaltneuronen) sitzen. Sie sind in Ganglien organisiert, das sind eine Anhäufung von Nervenzellen, die sämtliche Funktionen – Wahrnehmung, Kommunikation und Output – ausüben können.

Das heißt, in jedem Ganglion sind Motor- und Sensorneuronen gleichzeitig vorhanden. Dadurch kann ein Verlust von Nervenzellen z. B. durch eine Verletzung, (Operation) oder Krankheit gut kompensiert werden. Die Kommunikation zwischen verschiedenen Abschnitten des Verdauungstraktes, z. B. zwischen Dickdarm und Magen, verläuft über separate Schaltzentren im Bauchraum [5].

Der Vagusnerv ist an der Regulation der meisten Organe beteiligt.

Da der Vagusnerv mit fast allen Organen und Systemen des Körpers verbunden ist, spielt der Nerv eine extrem bedeutsame Rolle für unsere Gesundheit und unser Wohlbefinden. Viele lebenswichtige Funktionen würden ohne den Vagus nicht erhalten bleiben.

Was macht der Vagusnerv genau?

Der Nervus vagus steuert das parasympathische Nervensystem und nahezu sämtliche unbewusst ablaufende Körperfunktionen, z. B.:

- Herzfrequenz (Anzahl der Herzschläge pro Minute)

- Verdauung, Freisetzung von Galle aus der Gallenblase, Kontrolle der Darmbewegungen (Peristaltik) in der Verdauungsphase

- Atmung

- Schwitzen

- Blutdruck

- Blutzuckerspiegel

- Nierenfunktion

- Ausschüttung von Hormonen (Testosteron)

- Regulation des Hungergefühls

- Speichel- und Tränendrüsen

14.1 Was bedeutet es nun, wenn der Vagusnerv bei der Gastrektomie durchtrennt wird, für das Gewicht?

Wahrscheinlich ist der gekappte Nervus vagus, was bei der totalen Gastrektomie leider derzeit noch unvermeidlich ist, zum Teil für das »Postgastrektomie-Syndrom« verantwortlich, denn operative Eingriffe am Magen können nach totaler Magenentfernung zu einem breiten Spektrum von gestörten Symptomen wie gestörtem Transport im Darm, verminderter Nahrungsaufnahme und Verdauung bis hin zum Gewichtsverlust, Mangelernährung und Komplikationen wie Osteoporose und Anämie führen.

Viele Ernährungswissenschaftler sehen in einem vergrößerten Magen einen wesentlichen Grund für den Kontrollverlust, zu dem es bei vielen Menschen mit Fettleibigkeit (Adipositas) kommt. Tatsächlich kann ein leerer Magen ein herausforderndes Hungergefühl auslösen, dem viele Menschen nicht widerstehen können. Eine Gegenmaßnahme besteht in einer chirurgischen Verkleinerung des Magens, die als »Sleeve-Gastrektomie« heute an vielen Zentren die bevorzugte bariatrische Operation zur Gewichtsabnahme ist. Eine andere Möglichkeit könnte darin bestehen, die Kommunikation zwischen Magen und Gehirn zu unterbrechen. Die Signale werden beim Menschen über den Truncus vagalis posterior geleitet, der beim Menschen hinter der Speiseröhre verläuft.

Das »Einfrieren« des Nervus vagus, der dem Gehirn mitteilt, dass der Magen leer ist, hat in einer Pilotstudie zu einer nachhaltigen Gewichtsabnahme geführt. US-Radiologen haben ihre Methode auf der Jahrestagung der Society of Interventional Radiology 2018 in Los Angeles vorgestellt [18]. Bisher haben sich 10 Patienten dem Eingriff des Einfrierens des hinteren Teils des Nervus vagus (Truncus vagalis posterior) unterzogen. Gleich nach dem Eingriff waren die Patienten von ihrem quälenden Hungerreiz befreit. Schon nach 7 Tagen hatten sie 4,5 % ihrer überflüssigen Pfunde verloren. Nach 45 Tagen hatten sie das Übergewicht um 9,7 % und nach 90 Tagen um 13,9 % reduziert. Unklar ist bis heute, ob diese neue Methode langfristig wirkt. In einer anderen Studie aus Boston mit 167 Teilnehmern wurde mit einem kleinen elektrischen Gerät (the

Maestro Rechargeable System) täglich für mehrere Stunden der Nervus vagus (vBlock-Therapie) am Magen gereizt, um das Hungergefühl zu unterdrücken. Der Gewichtsverlust bei allen Teilnehmern lag im Mittel bei 21 % nach 24 Monaten [18]. Dies könnte eine Erklärung für den Gewichtsverlust nach der totalen Gastrektomie sein. In Anbetracht der kleinen Fallzahl der beiden Studien ist die Aussagekraft natürlich sehr begrenzt, mag aber ein Hinweis sein.

14.2 Was bedeutet es nun für den Geschmack, wenn der Vagusnerv bei der Gastrektomie durchtrennt wird?

Der Nervus vagus hat wichtige vegetative Funktionen, er übermittelt u. a. auch Geschmacksempfindungen, die häufig nach Gastrektomie gestört sind, sich aber möglicherweise langsam erholen.

Unser Geschmacksempfinden ist ein komplexer Prozess. Hierbei spielen Gerüche eine besondere Rolle. Sie begleiten den Menschen, stärker noch als der Geschmack, ein Leben lang. Gerüche vermitteln nicht nur Informationen, sie beeinflussen letztlich auch Gefühle. Ein angenehmer oder unangenehmer Duft oder Geschmack warnt den Menschen, löst Unbehagen/Wohlbehagen aus oder vermittelt Genuss. Dabei stehen Geruchssinn und Geschmackssinn in einem engen Zusammenhang. Etwa 50.000 Menschen in Deutschland erleiden jährlich Störungen des Geruchs- und Geschmackssinns – etwa bei einer Nebenhöhlenentzündung in der Nase oder bei einer Parkinson'schen Erkrankung.

Aber auch nach einer Gastrektomie kann der Geschmacks- und Geruchssinn erheblich beeinträchtigt sein. Küchengerüche können für magenlose Menschen in der frühen Phase nach der Operation sehr unangenehm sein. Aber schon ein einfacher Schnupfen kann das Empfinden erheblich beeinträchtigen. Doch auch eine Infektion mit dem Coronavirus kann zu einem Verlust von Geruchs- und Geschmackssinn führen, weshalb bei diesem Symptom der Verdacht auf eine Covid-19-Infektion besteht.

Denn allein mit der Zunge schmecken Speisen und Getränke fade, und das Essen macht keinen Spaß, wenn man es nicht auch riechen kann. Geschmacks- und Geruchssinn müssen also zusammenwirken, damit ein harmonisches Ganzes dabei herauskommt [37].

Es ist eine »multisensorische« Erfahrung, denn der Geschmack umfasst das Aroma, die Konsistenz und die Temperatur, was zusammen einen Gesamteindruck bei uns hinterlässt. Wenn wir die Nahrung in den Mund einführen, dann strömen bereits Duftstoffe in die Nasenlöcher, bevor die Nahrung den Mund erreicht hat. Durch das Zerkleinern der festen Nahrungsbestandteile im Mund werden dann weitere Aromen freigesetzt und die Konsistenz, das »Mundgefühl«, wird wahrgenommen. Im Mund schweben die aromatragenden Teilchen dann nach hinten in die Mundhöhle zu den kleinen Geschmacksrezeptoren. Die Rezeptoren für süß, salzig, bitter, umami und fett werden stimuliert und eine Kaskade von Botschaften strömt zum Gehirn.

Die Geschmackssignale werden an den Thalamus und von dort noch an weitere Gehirnanteile geleitet.

Das Schmecken wird außer vom Geruchssinn auch von den sensiblen Empfindungen im Mund maßgeblich beeinflusst. Dafür verantwortlich ist ein anderer Nerv, der Nervus trigeminus, einer der Kopfnerven.

Dieser Hirnnerv, der sich in drei Äste aufspaltet, die sich zum Auge, Ober- und Unterkiefer erstrecken, vermittelt Empfindungen wie das Brennen bei Chili oder den kühlenden Effekt von Menthol. Mit seiner Hilfe können Konsistenz, Oberflächenbeschaffenheit und Temperatur der Nahrung wahrgenommen werden. Scharf gewürztes Essen nimmt nicht die Zunge, sondern der Gesichtsnerv Nervus trigeminus wahr. Tausende Ausläufer dieses manchmal auch schmerzleitenden Nervs enden sowohl in den Schleimhäuten der Nase und des Mundes. Der trigeminale Nerv vermittelt prickelnde, brennende, beißende, stechende und kühlende Eigenschaften von Substanzen.

Aber auch der Sehsinn spielt beim Essen eine Rolle (»das Auge isst mit«). Schließlich kann einem sogar beim Hören einer appetitlichen Geschichte »das

Wasser im Munde zusammenlaufen«. Man sieht daran, wie alle Sinnessysteme beim Menschen zusammenlaufen – speziell des Geschmackssinns mit dem limbischen System (Stimmungen und Affekte). Dies äußert sich auch in typischen Wendungen unserer Sprache. Hier ein paar Beispiele: Süß wird, wenn es nicht süßlich ist, überwiegend mit angenehm verbunden, sauer und bitter eher mit unangenehm und salzig oft mit kräftig und kernig. Ein kleines Mädchen oder ein hübsches kleines Bild sind süß, ein verärgerter Mensch ist »sauer«, er blickt mit saurer Miene, ein Schicksal kann »bitter« sein, wenn das »Salz in der Suppe« fehlt, ist etwas zu fade und zu lasch [5, 22].

Die Geschmacksrezeptoren des erwachsenen Menschen befinden sich in der Schleimhaut der Zungenoberfläche des weichen Gaumens, der hinteren Rachenwand und des Kehlkopfdeckels. Sie sind in sog. Geschmacksknospen eingebettet. Von ihnen gehen die Geschmacksnerven aus [22].

Aus der Entwicklungsgeschichte wissen wir, dass der Nervus vagus und der Trigeminusnerv einen gemeinsamen Ursprung haben. Die Zunge wird durch Äste des Trigeminusnervs versorgt, während Teile des Rachens vom Vagusnerv versorgt werden.

Wahrscheinlich übernimmt der Nervus trigeminus, der auch sensorische Fasern (für den Geruch, Geschmack etc.) hat, zu einem späteren Zeitpunkt nach der Magenentfernung im Wesentlichen die Funktion des Nervus vagus ein. Hierfür spricht allerdings auch, dass es eine »trigeminale Sinneswahrnehmung« gibt. Geschmacks- und Geruchsempfindungen können auch über Reizung von Nervenendigungen des Nervus trigeminus ausgelöst werden. Dieser Nerv vermittelt die Qualitäten scharf, stechend, beißend. Massive Reizungen dieser Fasern stimulieren die Speichel- und Tränensekretion und können Schutzreflexe auslösen (Niesen, Husten, Würgen, Erbrechen). Geschmacksrezeptoren der Zunge, Geruchsrezeptoren am Dach der Nasenhöhle und Nervenendigungen des Nervus Trigeminus erkennen Substanzen in der Atemluft und Nahrung.

Insgesamt sind unsere derzeitigen Vorstellungen noch nicht ausreichend, um wirklich komplett das »Postgastrektomie Syndrom« erklären zu können.

Als kleiner Trost: Es gibt wichtige Hinweise darauf, dass nach der Vagus-nerv-Durchtrennung das Risiko an Parkinson zu erkranken, deutlich gesenkt ist.

Merke:

Die bei der totalen Gastrektomie erforderliche Durchtrennung des Nervus vagus hat verschiedentliche Einflüsse und ist sicher zum Teil für das Postgastrektomie-Symptom verantwortlich. Wir vermuten, dass die Vagotomie (Durchtrennung des Nervus vagus) für den Appetitverlust und für Veränderungen im Geschmacksempfinden verantwortlich ist.

Der Vagusnerv gehört zum parasympathischen Nervensystem und ist an der Regulation der meisten Organfunktionen beteiligt. Der Vagus-nerv versorgt den Kehlkopf, Rachen, den Anfangsteil der Speiseröhre, einen Bereich des äußeren Ohres, das Herz, die Lunge, den Magen und den Darm. Er gibt dem oberen Teil des Verdauungssystems, bis hin zum Krummdarm, Signale oder »Informationen«. Er steuert die Herzfrequenz, die Atmung und kontrolliert die Darmbewegungen. Wahrscheinlich übernimmt der Nervus trigeminus lange nach der Magenentfernung Aufgaben des Nervus vagus.

15 Vitamine, die Sie benötigen

Dass **Vitamine gesund sind**, ist eine Binsenweisheit.

Vitamine sind für den Menschen essenzielle Nährstoffe. Der Körper kann sie mit Ausnahme des Vitamins D nicht selbst herstellen. Die kleinen Helfer beeinflussen praktisch **jeden wichtigen Vorgang im Körper**, vom Zellwachstum bis hin zum Fettstoffwechsel.

Im Körper sind Vitamine an vielen Vorgängen beteiligt. Besonders wichtig sind sie auch für das Immunsystem, damit Krankheitserreger erfolgreich abgewehrt werden können. Daneben erfüllt jedes Vitamin ganz eigene Aufgaben: Insgesamt gibt es 20 Vitamine, 13 davon benötigen wir, um gesund zu bleiben. Den Großteil aller Vitamine nehmen wir über unsere Nahrung auf und hier beginnt es für magenlose Menschen wichtig zu werden.

Ein dauerhafter Vitaminmangel hat negative Auswirkungen auf Wohlbefinden, Aussehen und Gesundheit. Eine **ausgewogene, vitaminreiche Kost i**st daher für ein gesundes Leben immens wichtig.

Vitamine lassen sich grundsätzlich in zwei Gruppen unterteilen: in fett- und wasserlösliche Vitamine [46].

Fettlösliche Vitamine können im Körper gespeichert werden. Es ist uns also möglich, einen Vorrat davon anzulegen. Die Vitamine A, D, E und K gehören zu dieser Gruppe.

Wasserlöslichen Vitamine lassen sich dagegen nicht speichern. Zu den wasserlöslichen Vitaminen gehören die B-Vitamine: B1 (Thiamin), B2 (Riboflavin), B3 (Niacin), B5 (Pantothensäure), B6 (Pyridoxin), B8 (Biotin), B9 (Folsäure), B12 (Cobalamin). Und natürlich das bekannte Vitamin C.

Die für den magenlosen Menschen wichtigsten Vitamine sind:

- **Vitamin A** und Provitamin A
- **Vitamin D, E** und **K**
- **Vitamin** B1, B2, B6, **B12**
- **Vitamin C**
- Biotin und Niacin
- Folsäure und Pantothensäure

Vitamin A: Das Vitamin ist am Sehvorgang beteiligt und spielt für die Fortpflanzung eine wichtige Rolle. Vitamin A sorgt außerdem für gesunde Haut, Knochen, Knorpel und Zähne. In vielen Lebensmitteln steckt Vitamin A in Form von seiner Vorstufe Betacarotin.

B-Vitamine: Die Vitamingruppe umfasst acht wasserlösliche Vitamine, die für zahlreiche Stoffwechselfunktionen zuständig sind. Dazu zählen der Energiestoffwechsel und Muskelwachstum, aber auch die geistige Leistung.

Vitamin C: Die wasserlösliche Ascorbinsäure schützt die Zellen vor freien Radikalen, stimuliert das Immunsystem, ist an der Bildung von Kollagen und Steroiden beteiligt und verbessert die Aufnahme von Eisen aus der Nahrung.

Vitamin D: Der Körper kann das fettlösliche Vitamin bei Sonneneinstrahlung auf die Haut selbst herstellen, nur ein kleiner Teil wird über die Nahrung aufgenommen. Vitamin D reguliert den Kalziumhaushalt und ist damit wichtig für die Knochenstabilität.

Vitamin E: Das Vitamin ist fettlöslich und zählt zu den Antioxidantien, da es freie Radikale abfängt und damit die Zellen schützt.

Vitamin K: Das fettlösliche Vitamin ist an der Blutgerinnung beteiligt, außerdem am Stoffwechsel des Bindegewebes und der Knochen.

Vitamin B12 ist für magenlose Patienten von besonderer Bedeutung:

15.1   Vitamin B12 (Cobalamin)

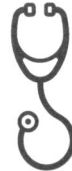

ist zusammen mit Folsäure notwendig für die Bildung und Reifung der roten Blutkörperchen. Ein Vitamin-B12-Mangel führt zur Blutarmut, die dann zu Blässe, Schwäche, Müdigkeit und Kurzatmigkeit mit Schwindel führt.

Ein schwerer Vitamin-B12-Mangel kann die Nerven schädigen und ein Kribbeln oder einen Gefühlsverlust an Händen und Füßen verursachen. Es können aber auch Muskelschwäche, der Verlust von Reflexen, Gehschwierigkeiten, Verwirrung und Demenz als Ursache eines Vitamin-B12-Mangels auftreten. Die Diagnose eines Vitamin-B12-Mangels erfolgt durch eine Blutuntersuchung bei Ihrem Hausarzt. Vitamin B12 ist auch für eine normale Nervenfunktion wichtig. Gute Vitamin-B12-Lieferanten sind unter anderem Fleisch (insbesondere Rind, Schwein, Leber und andere Innereien), Eier, angereicherte Getreideprodukte, Milch, Lachs und Thunfisch. Muscheln und Austern sollten magenlose Patienten meiden wegen des Infektionsrisikos.

Der Mensch kann das wasserlösliche Vitamin B12 (auch als Cobalamin bezeichnet) nicht selbst herstellen. Die biologisch aktive Form des Vitamin B12 entsteht normalerweise erst bei der Verdauung: Die Magenschleimhaut produziert einen Stoff, an den sich das Vitamin bindet. Nur diese Form wird über den Darm in den Körper aufgenommen. Dafür ist der sogenannte Intrinsische Faktor (IF) nötig, ein bestimmtes Protein, das in der Magenschleimhaut gebildet wird. Dieses verbindet sich mit dem Vitamin, wodurch dieses im hinteren Dünndarm (dem Ileum) aufgenommen (resorbiert) werden kann. Bei gastrektomierten Patienten fehlt nicht nur der Magen, sondern folglich auch der IF und somit ist die Vitamin-B12-Resorption unmöglich. Der Vorteil dieses Vitamins: Der Körper kann es als einziges der wasserlöslichen Vitamine speichern, sodass

Betroffene in regelmäßigen Abständen Vitamin-B12-Spritzen benötigen. Als Faustregel für die Zeitintervalle gelten ca. drei Monate. Der Abstand kann aber auch kürzer sein, wenn der Mangel stark ausgeprägt ist. Bei den regelmäßigen Nachsorgeuntersuchungen werden der Vitamin-B12-Blutspiegel und die Blutkonzentrationen anderer Substanzen kontrolliert (siehe Kapitel 16). So können die behandelnden Ärzte die Zeitabstände der Vitamingaben den Bedürfnissen der jeweiligen Patienten anpassen.

2017 fasste die sogenannte Cochrane Colloboration, ein unabhängiges Netzwerk aus Wissenschaftlern, Ärzten, Patienten und anderen an Gesundheitsthemen interessierten Menschen, randomisierte, kontrollierte Studien zusammen, die untersuchten, ob die orale oder intramuskuläre Vitamin-B12-Gabe zur Therapie eines Vitamin-B12-Mangels besser geeignet sei [49, 50]. Die Ergebnisse der Studien zeigten, dass die orale Therapie genauso effektiv war wie die intramuskuläre Behandlung. Kuzminski und Kollegen folgerten, dass 2.000 µg Vitamin B12 pro Tag, oral als Cyanocobalamin verabreicht, ebenso wirksam oder sogar überlegen sind wie 1.000 µg monatlich intramuskulär appliziert. Die orale Vitamin-B12-Dosis muss deshalb so hoch sein, da nur ca 10 % der Vitamin-B12-Dosis (am besten als Tropfen) aufgenommen (resorbiert) werden. Seit 2019 gibt es eine weitere Untersuchung aus Portugal, die zu folgendem Ergebnis gelangte [16]: Die orale B12-Supplementierung ist bei Patienten, die sich einer totalen Gastrektomie unterzogen haben, wirksam und sicher und sollte als bevorzugte Form der Supplementierung betrachtet werden [48, 49].

Therapieempfehlung:

2000 µg Vitamin B12 täglich oral (Cochrane Review) oder 3.000 µg Vitamin B12 alle 3 Monate intramuskulär.

Die eingeschränkte Lebensmittelauswahl und die häufig gestörte Fettverdauung nach der Gastrektomie beeinträchtigen auch die Aufnahme weiterer Vitamine und Mineralstoffe. Als Patient sollte man trotzdem nicht auf eigene Faust zu Vitaminpräparaten greifen. Gerade weil die Aufnahme und Verwertung vieler Stoffe eingeschränkt ist, sind rezeptfreie Mittel oder Vitamine als Nahrungsergänzungsmittel meist nicht geeignet. Wie jüngst in der Tagespresse berichtet wurde, sind bei Vitaminpräparaten der großen deutschen Drogeriemärkte über 60 % der Vitamine überdosiert.

Infolge der Fett-Malabsorption (mangelhafte Aufnahme) kommt es nach der Magenentfernung zum Mangel an fettlöslichen Vitaminen. Als Malabsorption bezeichnet man im Gegensatz zur unzureichenden Aufspaltung der Nahrungsbestandteile (Maldigestion) die mangelhafte Aufnahme (Absorption) von Substraten aus dem bereits vorverdauten Speisebrei.

Vitamine A, D, E, K
Die fettlöslichen Vitamine A, E, D, K spielen, wie oben erwähnt, für magenlose Patienten eine besondere Rolle. Wenn Sie zusätzlich Vitamine benötigen, ist die intramuskuläre Injektion der fettlöslichen Vitamine der sicherste Weg, keinen Vitaminmangel zu haben. Wenn Sie die Vitamine schlucken wollen, nehmen Sie bitte nur flüssige ölige Vitamine [13]. Das früher gebräuchliche Substitutions-Präparat ADEK-Falk (zur intramuskulären Anwendung) ist seit 2015 nicht mehr auf dem Markt. Die fettlöslichen Vitamine (also die Vitamine A, D, E und K) können jedoch von einigen Apotheken (z. B. Schloss Apotheke in Koblenz, Alte Apotheke in Stuttgart) individuell gemischt und als intramuskuläre Injektionslösung zubereitet werden.

Der entsprechende Rezept-Text für Ihre Hausärztin oder Ihren Hausarzt lautet:

RP

- Retinolpalmitat 100.000 IE

- Colcecalciferol 10.000 IE

- Alpha-Tocopherolacetat 100 IE

- Phytomenadion 10 mg

- Erdnussöl ad 1,0 M. f. amp. d. t. dos Nr.

Wenn Ihr Hausarzt das Rezept so ausstellt, können Sie die Vitamine in der Apotheke bestellen.

Das Vitamin D

erfüllt sehr wichtige Aufgaben im Immunsystem und kann einerseits das Immunsystem stärken, andererseits aber auch eine übermäßige Immunreaktion abbremsen [13]. Die Höhe des Vitamin-D-Spiegels soll den Grad der Immunantwort gegen Virusinfektionen beeinflussen und damit vor Infektionen schützen. Schon lange ist die Bedeutung des Vitamin D für die Muskelfunktion und den Knochenstoffwechsel bekannt. Vitamin D schützt vor Osteoporose. Nach einer Untersuchung des Robert-Koch-Instituts an 7000 Patienten erreichen nur 61 % der Deutschen den wünschenswerten Vitamin-D-Wert von ≥ 50 ng/ml [19].

Zur Einordnung der Vitamin-D-Werte:

- Ausgeprägter Mangel: > 20 ng/ml
- Moderater Mangel: 20–30 ng/ml
- Gute Versorgung: 30–40 ng/ml
- Optimale Versorgung. 40–60 ng/ml

In Absprache mit Ihrem Osteologen sollten Sie anhand des Vitamin-D-Spiegels die notwendige Erhaltungsdosis von Vitamin D besprechen. Bei den meisten Patienten können die genannten Ratschläge Abhilfe bei den Beschwerden schaffen. Manchmal ist jedoch eine darüber hinausgehende individuelle Beratung erforderlich. Ziehen Sie evtl. hierzu auch eine qualifizierte Ernährungsberatung zurate.

Merke:

Patienten, denen der Magen fehlt, können kein Vitamin B12 aufnehmen. Sie benötigen deshalb: 2000 µg Vitamin B12 **oral** täglich oder 3.000 µg Vitamin B12 intramuskulär alle 3 Monate.

Ferner benötigen sie etwa alle drei Monate eine intramuskuläre Injektion mit den Vitaminen A, D, E und K. Ihr Hausarzt wird Sie beraten.

16 Was sollte der Hausarzt regelmäßig im Blut überwachen?

In jedem Fall besteht die Notwendigkeit der regelmäßigen, lebenslangen onkologischen Nachsorge, da alle möglichen Symptome keineswegs immer Ausdruck von Mangelzuständen sind, sondern auch Ausdruck eines Tumorrezidivs sein können. Hier wird Sie Ihre Onkologin oder Ihr Onkologe beraten und betreuen. Das ist die Voraussetzung für den Erfolg einer operativen Magenentfernung.

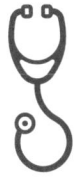

In einer amerikanischen Arbeit [4], die sich sehr intensiv mit dem Postgastrektomie-Syndrom beschäftigt, werden sehr präzise Empfehlungen gegeben, was nach der Magenentfernung im Rahmen von Blutkontrolluntersuchungen überwacht werden sollte. Es wird empfohlen, mehrerer Nährstoffkomponenten zu kontrollieren, einschließlich der Vitamine B1, B6, B12, A, D, E und K sowie Folsäure, Eisen und Zink. Auch der Proteingehalt im Blut sollte überwacht werden. Von diesen genannten Nährstoffen sind einige nach Gastrektomie häufig vermindert und erfordern deshalb eine besondere Aufmerksamkeit. Eine Fettmalabsorption, also eine gestörte Aufnahme von Fett, tritt bei allen Patienten nach einer Gastrektomie bis zu einem gewissen Grad auf. Auch wenn der Zwölffingerdarm noch ganz intakt ist, kann es zu einer Malabsorption von Fett kommen. Diese führt auch zu einem Mangel an fettlöslichen Vitaminen, einschließlich Vitamin D.

Proteinmangel ist häufig und hängt normalerweise mit einer Unverträglichkeit von eiweißreichen Lebensmitteln zusammen. Tests auf Gehalte an den Proteinen Präalbumin und Albumin sowie die Bestimmung der Zahl bestimmter Blutzellen (Lymphozyten) sollten diese Mangelzustände aufdecken. Alle Ernährungsfaktoren hängen zusammen. Falls bestimmte Mangelzustände bestehen, kann es sein, dass sich weitere Ernährungsfaktoren verschlechtern. Für all diese Mängel wurden spezifische Symptome und Syndrome beschrieben. Es ist deshalb wichtig, regelmäßige Bluttest durchzuführen und nicht erst aktiv zu werden, wenn Mangelzustände eingetreten sind.

Merke:

Nach Magenentfernung sollten regelmäßig – neben den onkologischen Untersuchungen, der Kontrolle des sog. kleinen Blutbilds, der Elektrolyt- und der Nierenwerte – mindestens folgende Blutwerte überwacht werden:

- Vitamine B1, B6, B12, A, D, E und K

- Folsäure, Eisen und Zink

- Gesamtprotein sowie Präalbumin, Albumin und Lymphozyten

---

17 Durchfall – was tun?

Durchfall (Diarrhö) nach einer Magenentfernung kann verschiedene Gründe haben. Er kann als Begleiterscheinungen des Dumping-Syndroms oder einer gestörten Fettverdauung auftreten. Da bei der Magenentfernung die Äste des Vagusnervs, wie ausführlich dargestellt, durchtrennt werden (Vagotomie), kann dies ebenfalls für den Durchfall verantwortlich sein.

Vielfach wird jedoch der Stuhl aufgrund der gestörten Fettverdauung (Fettmalabsorption) zu fettreich sein mit der Folge, dass das Fett im Darm verbleibt. Es kommt zu einem sogenannten Fettstuhl (Steatorrhö), der glänzend und klebrig ist. Die Aufgabe der Bauchspeicheldrüse ist es, Verdauungsenzyme zu produzieren, die sie dann in den Dünndarm ausschüttet. Diese Pankreasenzyme zerkleinern Fette (Lipase), Eiweiße (Protease) und Kohlenhydrate (Amylase) so weit, dass sie in das Blut aufgenommen werden können [55]. Normalerweise hat die Bauchspeicheldrüse ausreichend Zeit, die Enzyme zur Verfügung zu stellen, weil die Nahrung nach und nach in kleinen Portionen (ca. 20 ml) aus dem Magen in den Darm übertritt. Nach einer Entfernung des Magens rutscht der Speisebrei jedoch sehr schnell durch die Speiseröhre und »fällt« sozusagen in den Dünndarm. Die Bauchspeicheldrüse kann ihre Enzyme nicht rechtzeitig zur Nahrung hinzufügen (Asynchronie). Man nennt diese Funktionsstörung der Bauchspeicheldrüse eine sekundäre exokrine Pankreasinsuffizienz [55]. Es kommt aber nicht nur zu einer verspäteten Ausschüttung der Pankreasenzyme, sondern auch zu einer reduzierten Ausschüttung und damit zu einem Mangel an Bauchspeicheldrüsenenzymen. Durch den fehlenden Magen werden einige Botenstoffe nicht mehr produziert und der Bauchspeicheldrüse fehlt die Information, dass der Dünndarm Nahrung erhält.

Da nach der Gastrektomie die Funktion der Bauchspeicheldrüse (das Pankreas) gestört ist, also zu wenige Verdauungsenzyme ausgeschüttet werden, werden Ihnen postoperativ Medikamente empfohlen wie zum

Beispiel das Medikament Kreon®. Die handelsüblichen Pankreasenzym-präparate enthalten Pankreatin, ein Gemisch aus den Enzymen Lipase (fettspaltend), Protease (eiweißspaltend) und Amylase (kohlenhydrat- und zuckerspaltend). Pankreasenzyme gibt es in verschiedenen Darrei-chungsformen. Für magenlose Patienten haben sich Kapseln bewährt, die man öffnen kann. Die in den Kapseln enthaltenen Pellets können zur Ein-nahme z. B. auf einen kleinen Löffel geschüttet werden. Pankreasenzyme müssen während der Mahlzeit mit Wasser eingenommen werden.

Bitte nicht auf die Nahrung streuen!

Als Regel für die Einnahme der Pankreasenzyme gilt die sogenann-te **Sandwich-Technik**: d. h. erst einen Bissen essen, Pankreasenzyme mit Wasser oder Tee einnehmen, weiter essen und im weiteren Ver-lauf der Mahlzeit erneut die Pankreasenzyme einnehmen.

Sollte trotz der Einnahme von Pankreasenzymen weiterhin Durchfall/Steatorrhö vorliegen, sollte die Dosis der Pankreasenzyme (Kreon®) an-gepasst werden. Die Dosierung des Kreon® hängt vom Fettgehalt Ihrer Nahrung ab. Als Orientierungshilfe können zu Beginn 2.000 Einheiten pro Gramm Fett angenommen werden. Kennen Sie den Fettgehalt Ihrer Nahrung nicht, so können Sie für eine Hauptmahlzeit als Richtdosis un-gefähr 25.000 bis 80.000 Einheiten und pro Zwischenmahlzeit 10.000 bis 40.000 Lipase-Einheiten einplanen [55]. Eine Überdosierung mit Pankre-asenzymen ist kaum möglich. Eine Unterdosierung kommt jedoch häufig vor. Haben Sie trotz der Einnahme von Pankreasenzymen weiterhin Be-schwerden, so können Sie die Dosierung steigern [23].

Bitte vergessen Sie nicht: Wer fettreich isst, nimmt ab. (Hermann Mes-trom) [15]!

Die Durchfälle können auch durch das Fehlen der Magensäure bedingt sein, weil dadurch die bakterienhemmende Funktion fehlt. Als deren Folge können vermehrt Darminfektionen auftreten, die von Durchfällen begleitet werden. Sie müssen also risikobehaftete Speisen wie rohes oder ungenügend gegartes Fleisch, rohe Eier und Rohmilchprodukte unbedingt meiden.

Häufig ist der Durchfall (gekoppelt mit Blähungen) die Folge einer Milchzuckerunverträglichkeit (Laktoseintoleranz). Hierunter leiden rund 60 % der Magenoperierten. Der Mangel am Enzym Laktase, das zur Verdauung von Milchzucker notwendig ist, ist hierfür ursächlich. Die Laktase wird zwar nicht im Magen, sondern im Dünndarm gebildet – doch wenn die Magenfunktion fehlt und der Dünndarm deshalb stark mit Speisebrei belastet wird, stellt sich bei Gastrektomierten häufig ein Laktasemangel ein. Die einhergehenden Beschwerden lassen sich mit einer angepassten Ernährungsweise vollständig beheben. Häufig ist das nach einigen Monaten kein Problem mehr.

17.1 Das Stuhlgewicht

Je mehr Fett unverdaut ausgeschieden wird, desto geringer ist das Gewicht des Stuhles. »Schwimmt« der Stuhl in der Toilette, war die Fettverdauung nicht ausreichend, und der Stuhl enthält zu viel Fett. Sinkt der Stuhl ab, so kann man davon ausgehen, dass das aufgenommene Fett optimal verwertet wurde und die Medikamenteneinnahme korrekt ist.

17.2 Der Stuhlgeruch

Penetrant riechender Stuhl ist auf eine hohe Eiweißausscheidung zurückzuführen. Durch die mangelnde Fettverdauung und den dadurch bedingten »Durchfall« (schnellerer Durchlauf der gesamten Nahrung durch den Darm) werden auch andere Nahrungsbestandteile nicht gut aufgenommen und Sie »verschenken« wertvolle Nährstoffe.

17.3 Die Stuhlfarbe

Je heller die Stuhlfarbe ist, desto höher ist die Fettausscheidung.

Sind alle drei Merkmale normal, können Sie versuchen, das Medikament (z. B. Kreon®) langsam zu reduzieren. Setzen Sie es dabei nicht auf einmal ab, sondern versuchen Sie, die Dosis erst einmal zu halbieren. Bleibt auch danach der Stuhl normal, können Sie das Medikament ganz weglassen. Gute Informationen finden Sie bei Annette Schönfelder: fett for life [23].

Merke:

Vielfach wird der Stuhlgang zu fettreich sein, weil kein Fett aufgenommen werden konnte. Sie erkennen das, wenn der Stuhl in der Toilette schwimmt. In dem Fall muss die Dosis der Bauchspeicheldrüsen-Enzyme (z. B. Kreon®) angepasst werden. Eine Überdosierung der Bauchspeicheldrüsenenzyme schadet nicht.

Als Regel für die Einnahme der Pankreasenzyme gilt die sogenannte Sandwich-Technik: d. h. erst einen Bissen essen, Pankreasenzyme mit Wasser oder Tee einnehmen, weiter essen und im weiteren Verlauf der Mahlzeit erneut die Pankreasenzyme einnehmen.

Kontrollieren Sie stets den Stuhlgeruch und die Stuhlfarbe. Bitte vergessen Sie nicht: Wer fettreich isst, nimmt ab.

---

18 Appetitlosigkeit und Übelkeit – ein gravierendes Problem!

Rogers und Brunstrom definierten Appetit als »das Fehlen von Sättigung und die Erwartung einer Belohnung durch Essen«. Genauer gesagt beziehen sie sich auf das Fehlen von Völlegefühl im oberen Gastrointestinaltrakt zusammen mit der Vorfreude auf den Genuss des Essens oder die Belohnung durch die Nahrungsaufnahme [21].

Appetitverlust nach großen Bauchoperationen ist häufig und mit erhöhter Morbidität und verminderter Lebensqualität verbunden [29]. Appetitlosigkeit ist eine der häufigsten Beschwerden bei einer Krebserkrankung. Wer noch nie unter anhaltender Appetitlosigkeit gelitten hat, kann oft schlecht nachvollziehen, wie belastend es sein kann, wenn man einfach keine Lust auf Essen hat oder sich sogar davor ekelt. Wir wissen, wie komplex dieser Zustand sein kann, doch leider gibt keine allgemeingültigen und effektiven Lösungen, die für jeden passen. Übrigens: Die grundlegende Frage, wie wir hungrig werden, bleibt ein Rätsel.

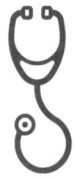

Das Einzige, was wir heute wissen und kennen, ist das gut untersuchte orexigene Hormon-Peptid »Ghrelin«, das aus dem Magen ausgeschieden wird und demnach nach Magenentfernung nicht mehr zur Verfügung steht. Eine anhaltende Abnahme des Ghrelin-Spiegels und des Körpergewichts wurde häufig nach vollständiger Gastrektomie beobachtet. Weitere Studien sind erforderlich, um festzustellen, ob die Verabreichung von Ghrelin das Körpergewicht dieser Patienten verbessern kann oder nicht [10, 31]. Wie von einem appetitanregenden Hormon zu erwarten ist, wurde berichtet, dass das Hormon Ghrelin vor den Mahlzeiten im Blut ansteigt und nach der Nahrungsaufnahme schnell sinkt. Ghrelin ist ein Stoffwechselhormon. Es wird von der Magenschleimhaut freigesetzt und entfaltet seine Wirkung im Gehirn, wo es auch über die Produktion von Wachstumshormonen mitentscheidet. Daraus leitet sich der klangvolle Name Ghrelin ab. Es ist die Abkürzung für »**G**rowth **H**ormone **R**elease **I**nducing« – die Freisetzung von Wachstumshormonen einleitend. Ghrelin wurde erst im Jahre 1999 entdeckt und beeinflusst erstaunlicherweise viele Prozesse im Körper, die auf den ersten Blick gar nicht zusammenhängen: das Ernährungsverhalten, den Schlaf und die Stimmung. Studien zu ganz verschiedenen Themen stoßen immer wieder auf das Hormon Ghrelin. Ghrelin verführt zum Essen. Es beeinflusst die Hirnregionen, die Appetit auslösen [5] und steuert das Hunger- und Sättigungsgefühl. Studien haben bewiesen: Spritzt man Ghrelin in die Vene, regt dies den Appetit an. In den nächsten Jahren werden wir sicher noch viel über Grhelin hören. Ghrelin führt also auch dazu, dass Menschen in belastenden Situationen mehr essen [31].

Es macht dick und glücklich.

Allerdings sollte man in belastenden Zeiten zumindest genug schlafen [10, 31]. Einen ebenfalls aussichtsreichen Ansatz bietet das oral verfügbare Ghrelin-Analogon »Anamorelin«, das zurzeit getestet wird: Anamorelin ahmt die Wirkung des vom Gastro-Intestinaltrakt freigesetzten Hormons Ghrelin nach, das dem Gehirn einen leeren Magen signalisiert. Im Fachmagazin »The Lancet Oncology« wurde dazu publiziert.

Bis wir mehr über Ghrelin wissen, müssen wir uns darauf beschränken, bestimmte Speisen und Getränke zu favorisieren.

Folgende Speisen und Getränke können bei mangelndem Appetit vielleicht helfen:

- Gemüse und Fleischbrühen

- Kräuter und Gewürze (z. B. Schnittlauch, Ingwer, Zimt)

- z. B. Ingwer-Tee auf Kräutern

- bitterer Tee (z. B. Wermut, Löwenzahn)

- Hopfentee

- alkoholfreies Bier, Tonic Water, Bitter Lemon

- Bitterstoffe (erhalten Sie in der Apotheke)

Probieren Sie also aus, welche Empfehlungen für Sie hilfreich sind. Kleine Schritte sind in Ordnung – seien Sie stolz auf jedes Erfolgserlebnis!

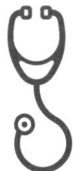

Lassen Sie sich nicht entmutigen und haben Sie Geduld mit sich und Ihrem Körper. Essen sollte kein weiterer Stressfaktor in Ihrem Leben sein. Bei allgemeinem Unwohlsein und Übelkeit von ungeklärter Ursache kann man MCP-Tropfen® (Metoclopramid) versuchen (rezeptpflichtig). Der Wirkstoff dieser Tropfen, Metoclopramid, blockiert spezifische Rezeptoren im Gehirn und sorgt manchmal für schnelle Linderung der Symptome. MCP-Tropfen mit hoher Dosierung des Wirkstoffs wurden im Jahr 2014 vom Arzneimittelmarkt genommen, jedoch ein Jahr später durch eine niedriger dosierte Variante ersetzt. Nun ist die Arznei wieder auf Rezept für eine kurzzeitige Behandlung erhältlich. Sollte die Übelkeit anhalten, ist ein Therapieversuch mit Navoban® oder Zofran® (als Schmelztabletten) möglich. Nehmen Sie eines der genannten Medikamente konsequent über drei Tage ein. Bleibt die Übelkeit weiterhin bestehen, kann es ratsam sein, auf Vergentan® umzusteigen. Auch dieses Medikament bitte wiederum drei Tage einnehmen. Sollte die Übelkeit andauern, sprechen Sie erneut mit Ihrem behandelnden Arzt.

Schon sehr lange weiß man von der appetitstimulierenden Wirkung der Hanfpflanze (Cannabis). Cannabinoide können eine weitere Alternative bei starkem Gewichtsverlust, ausgelöst durch Appetitlosigkeit und den Widerwillen gegen Essen, sein, mit denen bisher überwiegend in der Palliativmedizin Erfahrungen gesammelt wurden. Der Arzt kann das Rezepturarzneimittel Dronabinol®-Tropfen auf einem Betäubungsmittelrezept (BTM) verordnen. (Tropfen sind für magenlose Patienten besser als Kapseln.)

Dronabinol ist ein synthetisches Medikament, das den Wirkstoff Δ9-Tetrahydrocannabinol (THC) enthält, der in der Cannabispflanze vorkommt. Es wird hauptsächlich zur Linderung von Übelkeit und Erbrechen eingesetzt, insbesondere bei Patienten, die sich einer Chemotherapie oder Strahlentherapie unterziehen. Es kann auch bei der Behandlung von Appetitlosigkeit und Gewichtsverlust bei Patienten mit HIV/AIDS eingesetzt werden. Das Medikament wirkt auf das Endocannabinoid-System im Körper, das an der Regulation verschiedener Funktionen wie Appetit, Stimmung und Schmerzwahrnehmung beteiligt ist. Dronabinol kann die Appetitanregung fördern und Übelkeit und Erbrechen lindern. Es ist wichtig zu beachten, dass Dronabinol ein verschreibungspflichtiges Medikament ist und unter ärztlicher Aufsicht verwendet werden sollte. Wie bei allen Medikamenten kann es Nebenwirkungen haben, darunter Schwindel, Benommenheit, verändertes Denken und eine erhöhte Herzfrequenz. Daher ist es wichtig, die Anweisungen des Arztes genau zu befolgen und über eventuelle Bedenken oder Nebenwirkungen zu sprechen.

Es ist ratsam, mit einem Arzt zu sprechen, um weitere Informationen über die Verwendung von Dronabinol sowie mögliche Risiken und Vorteile im Zusammenhang mit Ihrer spezifischen Situation zu erhalten. Apotheker können Dronabinol® gemäß NRF-Vorschrift zu öligen Tropfen (25 mg/ml) verarbeiten. Zur Appetitstimulation sollte man mit einer niedrigen Dosis beginnen und langsam auftitrieren. Das heißt: Initial zweimal täglich einen bis drei Tropfen der öligen Lösung (0,83 bis 2,5 mg) geben und alle drei Tage steigern. Viele Patienten brauchen nicht mehr als 2,5 mg pro Tag. Bei Chemotherapie-induzierter Übelkeit und Erbrechen sowie zur Schmerzbehandlung wird Dronabinol in der Regel höher (bis zu 10 mg/Tag) dosiert. Der Einsatz von im Cannabis enthaltenen Cannabinoiden (Dronabinol® und Canemes®) hat sich insbesondere bei der Behandlung von Appetitlosigkeit und Gewichtsverlust bei AIDS, Tumorleiden sowie bei Übelkeit und Erbrechen als Folge einer Chemotherapie bewährt.

Merke:

Appetitlosigkeit ist eine der häufigsten Beschwerden bei einer Krebs-erkrankung. Es ist sehr belastend, wenn man keinen Appetit hat. Lei-der gibt es derzeit keine perfekte Lösung zur Behandlung der Appe-titlosigkeit. Ob hier Cannabinoide eine Lösung sind, bedarf weiterer klinischer Untersuchungen. Einige Medikamente können die Übelkeit lindern. Hier wird Sie Ihr Hausarzt beraten. Versuchen Sie zunächst Gemüse- und Fleischbrühen, Kräuter und Gewürze sowie Bitterstoffe aus der Apotheke, um Ihren Appetit anzuregen.

19 Parenterale Ernährung für den Notfall

Parenteral bedeutet »am Darm vorbei«, und so läuft auch diese Form der Ernährungstherapie ab: Die Nährstoffe werden über eine Infusion direkt in die Blutbahn gebracht – ohne Beteiligung des Magen-Darm-Trakts. Als parenterale Ernährung bezeichnet man die Zufuhr lebenswichtiger Nährstoffe direkt in die Blutbahn, unter Umgehung des Magen-Darm-Traktes. Eine parenterale Ernährung wird notwendig, wenn es dem Patienten nicht möglich ist, die notwendigen Nährstoffe in ausreichender Menge mittels Essen (also über den Mund [oral]) aufzunehmen, diese über den Darm (enteral) zu resorbieren und zu verstoffwechseln, was nach einer Magenentfernung durchaus vorkommen kann. Die parenterale Ernährung erfolgt dabei mit einem peripheren oder zentralvenösen Katheter direkt ins Blut und kann, wenn keine anderen Gründe für einen Krankenhausaufenthalt vorliegen, gut und sicher zu Hause durchgeführt werden. Wenn die parenterale Ernährung zu Hause erfolgen soll, ist das Legen eines sogenannten Portsystems die sinnvolle und risikoärmere Variante. Ein Portsystem ist ein in die Unterhaut implantiertes Kathetersystem.

Der Patient erhält durch die Infusionslösungen alle wichtigen Nährstoffe: Glukose, Fette, Aminosäuren (die Bausteine von Eiweiß), Vitamine, Mineralstoffe, Spurenelemente sowie Flüssigkeit. Da heute die Fette (insbesondere mittelkettige Triglyceride) sehr gut verträglich sind, werden Glukose, Aminosäuren und Fette auf Sojabasis in Kunststoffbeuteln konfektioniert, die dann direkt vor der Verwendung gemischt werden. Ziel der parenteralen Gabe ist es, das Körpergewicht und alle Körperfunktionen aufrechtzuerhalten und bei vorliegender Mangelernährung, wenn möglich, eine Verbesserung des Ernährungsstatus zu erreichen.

Zwei Hauptkomplikationen müssen bei der parenteralen Ernährung berücksichtigt werden: Es kann zu Katheterinfektionen mit und ohne Blutvergiftung (Sepsis) kommen sowie zu Stoffwechselkomplikationen. Natürlich bedeutet eine tägliche Laufzeit (Infusionsdauer) von zwölf Stunden eine Einschränkung für alle Betroffenen. Aber da Ihre Körperzellen rund um die Uhr arbeiten, kann die parenterale Ernährung statt tags auch nachts, während Sie schlafen, erfolgen. In diesem Fall werden Sie tagsüber nicht eingeschränkt und bleiben mit einem Rucksack, in dem sich die Infusionspumpe und der Beutel mit der Infusionslösung befindet, mobil. Wenn Sie eine Pumpe für Ihre parenterale Ernährung verwenden, können Sie ein mobiles Rucksacksystem benutzen.

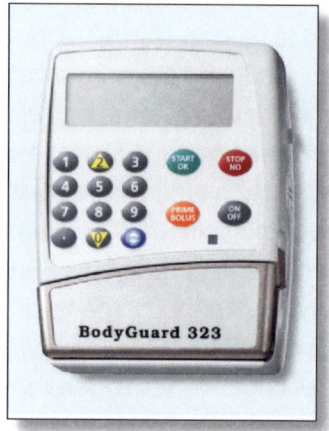

Die mobile Infusionspumpe BodyGuard 323 wird mit einem Akku betrieben.

Darin sind dann die Pumpe und der Beutel verstaut. Mit diesem System sind Sie mobil und können auch während der Infusionszeit das Haus verlassen. Die Firma B. Braun TravaCare sowie andere Unternehmen wie z. B. Fresenius-Kabi haben eine Handlungsanleitung für heimparenterale Ernährung veröffentlicht. Auch andere Firmen unterstützen als spezialisierter Dienstleister oder Netzwerkkoordinatoren vor Ort die notwendige Kommunikation, Planung und Administration der Patientenüberleitung und geben Hilfestellung bei der Klärung der Finanzierung. Es wird damit die Brücke zwischen stationärer und ambulanter Versorgung gebaut« (modifiziert nach [26]).

Das An- und Abschließen des parenteralen Ernährungskatheters sollte nur durch eine geschulte Pflegekraft erfolgen.

Unter bestimmten Umständen kann der Patient (oder auch ein Angehöriger) die Infusion selbst anlegen; in dem Fall muss sie oder er entsprechend geschult werden. Auf YouTube gibt es ein Video eines jungen Mannes, der sich selbstständig zu Hause seit 20 Jahren parenteral ernährt.

Merke:

Eine parenterale Ernährung wird dann erforderlich, wenn man nicht essen und trinken kann. Sie erfolgt am Darm vorbei direkt über die Vene ins Blut. Es werden alle notwendigen Nährstoffe wie Kohlenhydrate, Fette und Aminosäuren sowie Vitamine und Spurenelemente, angepasst an die Bedürfnisse des Organismus, über einen Venenkatheter zugeführt, meistens über einen Port. Da die Infusionsdauer rund zwölf Stunden pro Tag beträgt, wählen viele Betroffene die Nachtzeit für die Infusion.

20 Medikamentenaufnahme: Wo liegt das Problem?

Medikamente werden üblicherweise für Menschen mit Magen hergestellt. Das heißt, sie sind so konzipiert, dass der Wirkstoff mit Trägerstoffen einen Schutz in Form einer Kapsel hat, die vor der Salzsäure des Magens schützen soll. So wird verhindert, dass sich das Medikament nicht schon im Magen auflöst. Auf dem deutschen Markt sind nach wie vor noch magensaftresistente Präparate erhältlich. So werden einnehmbare Kapseln bezeichnet, die sich noch nicht im Magen, sondern erst im Dünn- oder Dickdarm auflösen und von dort aus ihre Wirkung entfalten. Leider ist es nicht nur für Patienten, sondern auch für Ärzte sowie Apotheker schwierig herauszufinden, wo und wie viele Wirkstoffe von Medikamenten nach einer Magenentfernung aufgenommen werden. Da sich nicht nur die Passagezeit der Nahrungsmittel, sondern auch die der Arzneimittel verändert, können sich manche feste Arzneiformen möglicherweise nicht schnell genug auflösen, bevor sie mit dem Stuhl ausgeschieden werden. Es werden also nicht ausreichend hohe Wirkstoffmengen resorbiert (also in das Blut aufgenommen). Dies macht sich vor allem bei der Behandlung akuter Beschwerden bemerkbar. Diese Probleme treten bei Arzneiformen, die unter Umgehung des Magen-Darm-Trakts wirken wie etwa Suppositorien (Zäpfchen) und Schmelztabletten naturgemäß nicht auf. Schmelztabletten, die sich also schon innerhalb weniger Sekunden im Mund auflösen, gewährleisten so eine besonders schnelle Wirkung. Muss ein Arzneimittel über den Mund (peroral) verabreicht werden, eignen sich neben Schmelztabletten flüssige Arzneiformen wie Tropfen oder Säfte, aber auch Pulver oder Granulate besser als Dragees, Kapseln oder Tabletten, da sie den Darm bereits in fein verteilter Form erreichen und so schneller resorbiert werden als die umkapselten Wirkstoffe.

Für Kinder gibt es häufig wichtige Medikamente (auch Antibiotika) in gelöster Form oder als Saft. Fragen Sie Ihren Arzt oder Apotheker, ob das

Medikament, das sie benötigen, auch als Saft oder in Form von Tropfen erhältlich ist, denn diese Applikationsform ist für magenlose Patienten sicher besser geeignet, da die Aufnahme (Resorption) im Dünndarm besser ist.

Bekam ein Betroffener bereits vor der Magenoperation eine Dauermedikation, z. B. gegen Bluthochdruck, so wird diese im Anschluss während des Aufenthalts in der Klinik über eine Infusion, also parenteral, weitergeführt. Nach Entlassung beginnt der Patient mit der peroralen Anwendung seiner gewohnten Medikamente zunächst wie gewohnt. In aller Regel sind Anpassungen der Dosierung notwendig. Da ja von einer Gewichtsabnahme auszugehen ist, muss häufig die Dosis reduziert werden. Der Arzt muss dies im Einzelfall prüfen und gegebenenfalls die Therapie anpassen. Es dürfte wahrscheinlich sein, dass Arzneistoffe, die einen Mantel zum Schutz vor Magensäure haben, schlecht von Patienten ohne Magen resorbiert werden können. Deshalb sind Medikamente, die gelöst sind (Tropfen) besser vom Körper aufzunehmen als feste Tabletten und Kapseln.

Für das Präparat Kreon® (Bauchspeicheldrüsen-Enzyme; siehe Kapitel 17) gilt, dass dieses ohne Probleme auch von Patienten ohne Magen eingenommen werden kann, denn der Inhalt lässt sich leicht aus der Kapsel entfernen. Bitte in keinem Fall das Kreon® über die Nahrung streuen oder länger im Mund verweilen lassen. Das Medikament verliert dann seine Wirkung und schadet der Mundschleimhaut!

Ein magensaftresistenter Überzug hat lediglich die Aufgabe, die Enzyme vor der Magensäure zu schützen. Sobald sich das Bauchspreicheldrüsen-Enzym-Präparat in einer Umgebung befindet, die weniger sauer ist als der Mageninhalt (z. B. im Darm), löst sich dieser Schutzfilm sehr schnell auf, sodass die Enzyme ihre Makronährstoffe (Fett, Eiweiß, Kohlenhydrate) spaltende Arbeit aufnehmen können.

Was ist über die Resorption verschiedener Medikamente nach Magenentfernung bekannt? Leider sehr wenig!

Hier einige Beispiele:

1. Bisoprolol® (Tabletten): Wird zu 90 % im Magen-Darm-Trakt resorbiert. Es gibt keine Erkenntnisse zur Resorption nach Gastrektomie (Fa. Merz, Stand 2/20). Aus klinischer Erfahrung wirkt es.

2. Dekristol® H 20.000 I. E. (Tabletten): Es gibt keine Untersuchungen zur Resorption nach Gastrektomie (Fa. Mibe, Stand 3/20). Die Erfahrung zeigt allerdings, dass es nach Einnahme in die Blutbahn aufgenommen wird und deshalb von Osteologen empfohlen wird.

3. Novaminsulfon®-Tropfen: Es gibt keine Erkenntnisse zur Resorption nach Gastrektomie (Fa. Zentiva Stand3/20). Die klinische Erfahrung zeigt, dass es wirkt.

4. Glivec® (Imatinib): Kontrolle über Wirkspiegelbestimmung durch das Labor Dr. Fenner Hamburg (Literatur: Cross-Sectional Study of Imatinib Plasma Trough Levels in Patients With Advanced Gastrointestinal Stromal Tumors: Impact of Gastrointestinal Resection on Exposure to Imatinib Journal of clinical oncology VOLUME 28 NUMBER 9 MARCH 20 2010). Die klinische Erfahrung zeigt, dass es wirkt.

5. Calciumcitrat®: Kalzium ist für den Körper unentbehrlich. So spielt dieser Mineralstoff bei der Knochenbildung, aber auch bei der Signalübertragung der Zellen eine Hauptrolle. Für die Nahrungsergänzung (Supplementierung) wird Kalzium meist als Calciumcitrat und Calciumcarbonat in Brausetabletten, Kautabletten und Dragees angeboten. Generell gilt, dass die Bioverfügbarkeit aller Präparationen zufriedenstellend bis sehr gut ist [34]. Sofern ausreichende Resorptionsflächen im Dünndarm für die Aufnahme von Nährstoffen vorhanden sind, ist davon auszugehen, dass Kalzium gut resorbiert werden kann. Genauere Kenntnisse sind nicht bekannt. Osteologen wissen, dass Calciumcitrat aufgenommen wird.

6. Ibuprofen-Saft für Kinder eignet sich aus klinischer Erfahrung auch für magenlose Patienten.

Merke:

Medikamente, die gelöst sind (Tropfen) oder nicht ummantelt sind (Schmelztabletten) werden vom Körper besser aufgenommen als Tabletten mit Überzug und Kapseln. Fragen Sie Ihren Arzt oder Apotheker, ob es das Medikament auch in Form von Tropfen oder als Saft gibt. In aller Regel sind Anpassungen der Dosierung der vor der Magenentfernung eingenommenen Medikamente notwendig, da ja häufig mit einer Gewichtsabnahme gerechnet werden muss. Der Arzt muss dies im Einzelfall überprüfen.

21 Osteomalazie – eine Gefahr?

Da erfreulicherweise immer mehr Patienten nach einer totalen Magenentfernung überleben, ist das wissenschaftliche Interesse an der Behandlung der Post-Gastrektomie-Probleme und ihrer möglichen Komplikationen gestiegen. Unter diesen Komplikationen weisen mehrere Berichte darauf hin, dass Patienten mit Magenkrebs und insbesondere Überlebende von Magenkrebs, die sich einer Gastrektomie unterzogen haben, ein erhöhtes Risiko für Osteoporose und Fragilitätsfrakturen haben [14]. Eine Magenentfernung führt bei etwa 38 bis 55 % der Patienten zur Osteoporose oder Osteomalazie [6]. Darunter versteht man eine Knochenerweichung bzw. Knochenschwund. Es scheint, dass das höchste Risiko in der frühen postoperativen Phase innerhalb von 1 bis 5 Jahren nach der Gastrektomie beobachtet wird.

Das Hauptproblem beim Knochenstoffwechsel, also bei der Ernährung der Knochenzellen sowie beim Aufbau und Abbau von Knochensubstanz, ist bei Patienten nach Magenentfernung die fehlende Verfügbarkeit von Kalziumkarbonat. Jeder Betroffene benötigt also zwingend eine Nahrungsergänzung mit Kalzium (z. B. Calcium-Sandoz® Fortissimum 1.000 mg Brausetabletten oder z. B. Calciumcitrat pure encapsulation®). Tatsächlich ist es so, dass alle Patienten ohne Kalziumzufuhr, also zusätzlich zur Nahrung, nach Gastrektomie eine Osteomalazie entwickeln (persönliche Mitteilung von Prof. Dr. Amling, Institut für Osteologie und Biomechanik, Universitätsklinikum Hamburg-Eppendorf) [12].

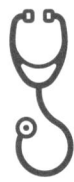

Wetscher et al. [30] untersuchten prospektiv 20 Patienten, bei denen eine totale Magenentfernung durchgeführt wurde. Die Untersuchungen wurden nach 3 Monaten nach der Operation und nach 3 Jahren durchgeführt, wobei die absolute und relative Knochendichte gemessen wurde. Bereits innerhalb der kurzen Zeit von 3 Jahren ließ sich ein erheblicher Knochenverlust nachweisen. Die nach Gastrektomie feststellbaren Knochenveränderungen können als Osteomalazie, als Osteoporose oder als eine Kombination aus beidem auftreten [28].

Dabei kommt es zu einer Abnahme der Knochenmasse und zu einer Zunahme des Knochenbruchrisikos. Eine verminderte Knochendichte konnte bei über 50 % [25], ein Wirbelkörperbruch bei 19 % der Patienten festgestellt werden, wobei Knochendichte und Bruchrate miteinander korreliert waren. Als mögliche Ursachen der Knochenveränderungen nach Gastrektomie werden eine Störung des Kalzium- und Vitamin-D-Stoffwechsels angenommen (zusätzliche Risikofaktoren wie ein reduzierter Body-Mass-Index oder Nikotin können eine Rolle spielen.

Die Gastrektomie ist mit schwerer Markfibrose und einer beeinträchtigten Kalziumverteilung in der mineralisierten Matrix verbunden. Prof. Amling hat nachgewiesen, dass eine Kalziumglukonat-Supplementierung die Knochenmineraldichte bei gastrektomierten Personen erhöhen kann und bei der Wiederherstellung der Calcium-/Skelett-Homöostase dem Kalziumkarbonat überlegen ist [12].

Es hat sich gezeigt, dass ein funktionierender Magen nicht nur für die Gesundheit des Skeletts durch die Versorgung mit Energie mit Aminosäuren, den Bausteinen für Proteine, für den Knochenumsatz erforderlich ist, sondern auch für eine optimale Kalziumresorption im Darm. Das fördert die Knochenmineralisierung und der Kalziumspiegel wird im Blut aufrechterhalten. Die Forschungsergebnisse zeigen, dass es bei gastrektomierten Menschen, also wenn die Magensäure fehlt, zu einer mangelhaften Skelettmineralisierung und einer erhöhten Knochenresorption führt. Beides ist durch Zugabe von Kalziumglukonat umkehrbar (reversibel).

Fehlende Magensäure vermindert die Bioverfügbarkeit von Kalziumkarbonat; der Kalziummangel führt zur Mineralisationsstörung (Osteomalazie) und zum sekundären Hyperparathyreoidismus, welcher wiederum zur Aktivierung der Knochenresorption und Fibroosteoklasie, führt und mithin den Knochenverlust (Osteoporose) begründet. Das Ergebnis ist eine Kombination aus Knochenmineralisationsstörung und Knochenverlust, nämlich die Osteoporomalazie.

Kalziumglukonat als Brausetablette wird erfahrungsgemäß von »magen-losen« Patienten nicht so gern eingenommen, da sprudelnde Getränke nicht gut vertragen werden. Die Verwendung von Kalziumkapseln ist aber eine gute Lösung, um Kalzium zu supplementieren (zu ergänzen), da sich die Kapseln von z. B. Pure Encapsulations® öffnen lassen. Der Kapselinhalt kann in ein Glas Wasser eingerührt werden. Da sich das Pulver nur schwer vollständig löst, empfiehlt es sich, nach dem Trinken im Glas noch vorhan-dene Pulverreste mit einem weiteren Schluck Wasser nachzuspülen. Ein-facher scheint es jedoch, den Kapselinhalt in eine kleine Portion Joghurt zu geben, was unproblematisch ist, da das Pulver geschmacksneutral ist.

Merke:

Die Häufigkeit des Auftretens von Osteoporose und der deswegen drohenden Knochenbrüche ist bei Patienten innerhalb eines relativ kurzen Zeitraums nach Gastrektomie bei Magenkrebs hoch. Nach dieser Operation ist eine systematische Behandlung erforderlich. Es bedarf nach Gastrektomie zwingend einer osteologischen Mitbe-handlung zur Stabilisation des Kalzium- und Knochenstoffwechsels.

22 Umgang mit Speisen

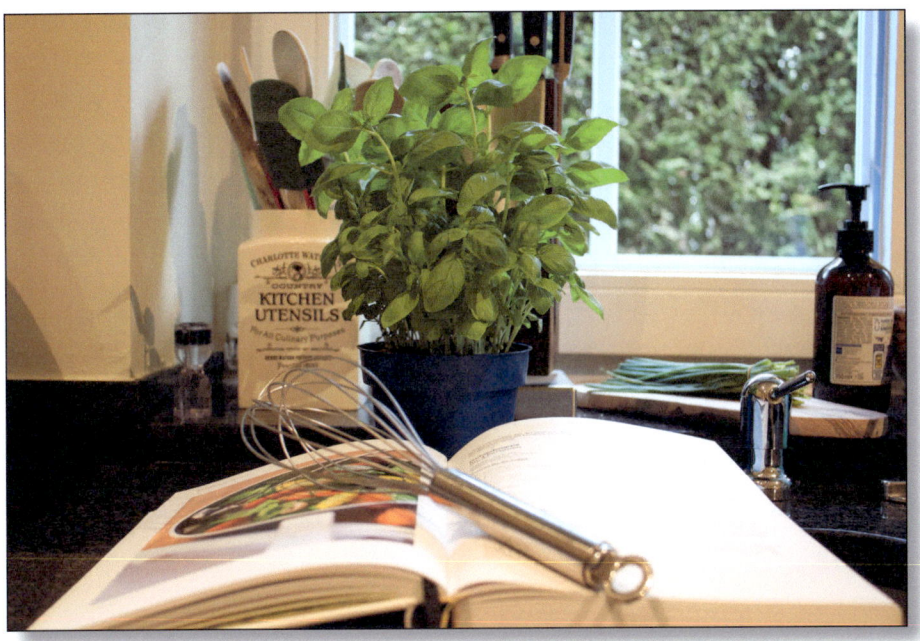

„Man isst mit dem Bauch und ernährt sich mit dem Kopf."

Nahrungsaufnahme allein genügt nicht! Man muss auch schmecken und dabei Genuss und Freude beim Essen empfinden können. Am besten gemeinsam am Familientisch oder mit guten Freunden. Essen ist mehr als Nährstoffaufnahme. Essen bedeutet Gesundheit und Lebensbejahung.

Hier ein paar Tipps, die Sie beherzigen sollten:

- Es kann am Anfang der Ernährungsumstellung eine Hilfe sein, die Gerichte in Bezug auf die Beschwerden des Frühdumpings zu bewerten und in einem Tagebuch Schulnoten zu vergeben, um mögliche Fehler nicht zu wiederholen.

- Es wird sehr schnell deutlich, dass Gerichte mit Soßen präferiert werden, da sie »besser« rutschen.

- Nach der Operation ist prinzipiell auf Zwiebeln (egal ob gedünstet oder geschmort) zu verzichten. Beim Fleisch ist die Auswahl zunächst, d. h. zumindest in den ersten Wochen, auf Geflügel ohne Haut und Rindertatar – z. B. gebraten als Frikadellen – beschränkt.

- Der Kauf eines »Tomatenschälers« ist zu empfehlen. Dieses Küchenutensil ermöglicht es, Tomaten und Paprika zu schälen, sodass dieses Gemüse verdaulicher wird.

- Gemüse wird im Dampfgarer (Steamer) schonend und fettfrei zubereitet. Diese Zubereitungsart erhält den Eigengeschmack und die Farbe der Lebensmittel besonders gut.

Hygiene in der Küche ist für Menschen ohne Magen ohne Alternative!

„Kochen macht Spaß – und Essen sowieso!"

Auch »Magenlose« sollten wieder Spaß am Essen haben. Damit Ihnen die zubereiteten Mahlzeiten aber auch gut bekommen, sollten Sie einige Regeln beachten. Wie in Kapitel 7 und 8 bereits erwähnt, ist es wegen des Fehlens der Salzsäure besonders wichtig, besonders hygienisch in der Küche zu arbeiten. Da häufig bei der operativen Magenentfernung auch die Milz mit entfernt wird, besteht prinzipiell ein höheres Infektionsrisiko.

Leckere Mahlzeiten bereichern den Alltag und schaffen Gemeinschaft in der Familie oder im Freundeskreis. Damit der Genuss ungetrübt bleibt, sollten im Umgang mit Nahrungsmitteln einige Hygieneregeln beachtet werden (siehe auch Website der Bundeszentrale für gesundheitliche Aufklärung [44]). Lebensmittel können Krankheitserreger übertragen, die vor allem Durchfall und Erbrechen hervorrufen. Lebensmittelinfektionen werden beispielsweise durch Bakterien wie Salmonellen, Campylobacter und EHEC (enterohämorrhagische Escherichia coli) oder auch durch Viren wie

Noroviren verursacht. Befallen können insbesondere Fleisch, Fisch und tierische Produkte sein. Campylobacter-Infektionen des Menschen sind überwiegend lebensmittelbedingt [44].

In Fall-Kontroll-Studien, die in Deutschland und mehreren anderen europäischen und nicht-europäischen Ländern durchgeführt wurden, ist Geflügelfleisch, insbesondere Hühnerfleisch, als bedeutendste Infektionsquelle für sporadische Campylobacter-Darm-Entzündungen, vor allem durch Infektionen mit Campylobacter jejuni, identifiziert worden.

Krankheitsausbrüche werden in Deutschland immer wieder durch den Verzehr von nicht pasteurisierter Milch (Rohmilch), aber auch von rohem oder unzureichend durcherhitztem Fleisch verursacht. Aber auch eine Verunreinigung pflanzlicher Lebensmittel mit Krankheitserregern ist möglich.

Oft ist Lebensmitteln nicht anzumerken, ob sie mit krankmachenden Keimen belastet sind. Schädliche Mikroorganismen können dann unbemerkt auf andere Lebensmittel übertragen werden (Kreuzkontamination), die damit in Berührung kommen, oder auch indirekt über Hände, Arbeitsflächen und Küchenutensilien. Achten Sie daher auf Sorgfalt im Umgang mit Lebensmitteln sowie auf Sauberkeit in der Küche, um sich und andere zu schützen.

Die Vermehrung der meisten Bakterien kann durch stetige Kühlung verlangsamt oder gestoppt werden. Leicht verderbliche Lebensmittel wie Fleisch, Fisch sowie Meeresfrüchte oder Milchprodukte müssen daher stets gut gekühlt transportiert und aufbewahrt werden.

Eine Kühltasche hilft, nach dem Einkauf leicht verderbliche Ware oder tiefgefrorene Lebensmittel sicher nach Hause zu transportieren, ohne dass die Kühlkette unterbrochen wird.

Nach dem Einkauf gehören diese Lebensmittel sofort in den Kühlschrank bzw. tiefgefrorene Ware in den Gefrierschrank.

Bewahren Sie Fleischprodukte und Eier getrennt von anderen Produkten auf.

Lebensmittel werden auch im Kühlschrank am besten in geschlossenen Behältern oder abgedeckt gelagert. Gefrorene Lebensmittel sollten Sie im Kühlschrank auftauen. Salmonellen beispielsweise überleben auch auf tiefgefrorener Ware und können sich nach dem Auftauen dann auf ungekühlten Lebensmitteln vermehren. Nehmen Sie Lebensmittel erst kurz vor dem Verzehr oder der Verarbeitung aus dem Kühlschrank. Reste gegarter Speisen sollten Sie schnell abkühlen lassen. Bewahren Sie die Reste dann im Kühlschrank unter 7 °C auf und verbrauchen Sie sie innerhalb von zwei bis drei Tagen.

Die Temperatur des Kühlschranks sollte maximal bei 7 °C liegen (besser unter 5 °C), die des Gefrierschranks bei -18 °C.

22.1 Speisen hygienisch zubereiten

Um eine Verunreinigung von Speisen bei der Zubereitung zu vermeiden, sollten Sie auf persönliche Hygiene wie saubere Kleidung, sowie frisch gewaschene Hände und gereinigte Fingernägel achten.

Waschen Sie Ihre Hände (nicht erst seit Corona) vor der Zubereitung von Mahlzeiten und öfter zwischen den Arbeitsgängen, vor allem:

- nach dem Kontakt mit rohen Lebensmitteln
- vor der Verarbeitung roh verzehrter Speisen
- nach dem Kontakt mit Abfällen
- vor dem Essen

Um eine Übertragung von Krankheitserregern zu unterbinden, mit denen rohe Produkte möglicherweise belastet sind, sollten Sie diese verarbeiten, ohne dass sie in Kontakt mit anderen Lebensmitteln kommen.

Verpackungen sowie Tauwasser von Fleisch und Geflügel sollten Sie sofort entsorgen. Alle Arbeitsflächen und Gegenstände, die damit in Kontakt waren, sollten Sie gründlich mit warmem Wasser und Spülmittel reinigen, wenn möglich in der Spülmaschine.

Für die Zubereitung von roh zu verzehrenden und zu garenden Lebensmitteln sollten Sie jeweils unterschiedliche Küchenutensilien verwenden. Nach Gebrauch gründlich mit Wasser und Spülmittel oder in der Spülmaschine reinigen.

Die meisten Keime können durch Erhitzen auf 70 bis 100 °C abgetötet werden:

Speisen sollten Sie daher bei der Zubereitung oder auch beim Aufwärmen ausreichend erhitzen, sodass mindestens 70 °C für zwei Minuten im Inneren des Lebensmittels erreicht werden. Überprüfen Sie im Zweifelsfall bei Fleisch und Geflügel die Temperatur mit einem Fleischthermometer.

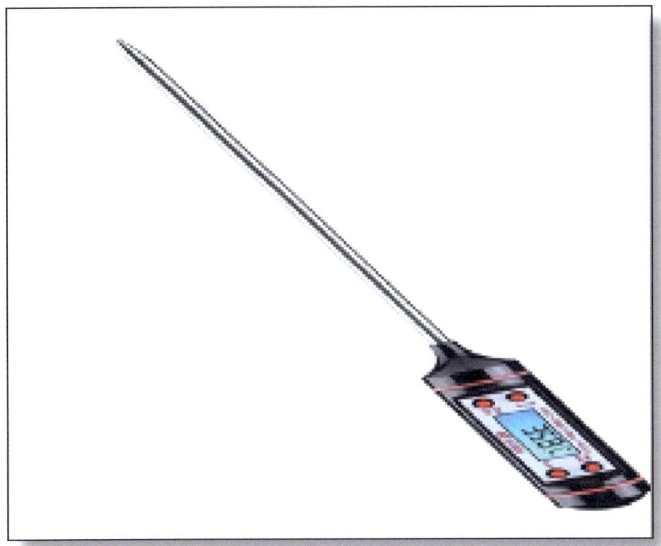

Ein Fleischthermometer ist in der Küche für Menschen ohne Magen unverzichtbar.

So ein Fleischthermometer ist schon für unter 10 € erhältlich und gehört in die Küche für Menschen ohne Magen. Wenn es erforderlich ist, warme Speisen bis zum Verzehr heiß zu halten, sollte die Temperatur der Speisen dabei nicht unter 65 °C fallen. Rohmilch (unpasteurisierte Milch) sollten Sie vor dem Verzehr abkochen. Für Menschen ohne Magen, wie bereits mehrfach erwähnt, sind Nahrungsmittel wie Rohmilchprodukte, rohes Fleisch (z. B. Tatar, Carpaccio), Rohwurst (z. B. Salami, Mettwurst, Teewurst, Stracke), roher Fisch (z. B. Sushi), Räucherlachs und rohe Meeresfrüchte (z. B. Austern) sowie Speisen mit rohem Ei (z. B. Tiramisu) tabu.

22.2   Vorsicht bei kritischen Lebensmitteln

Manche Lebensmittel erfordern besondere Vorsicht bei der Zubereitung. Hackfleisch hat durch die Zerkleinerung des Fleisches eine sehr große Oberfläche und bietet viel Angriffsfläche für Mikroorganismen. Haben Sie Hackfleisch beim Metzger gekauft, verbrauchen Sie es möglichst noch am selben Tag. Handelt es sich um abgepacktes Hackfleisch, beachten Sie unbedingt das Verbrauchsdatum auf der Verpackung.

- Auch pflanzliche Nahrungsmittel wie Obst, Gemüse, Kräuter, Sprossen und Blattsalate können mit Krankheitserregern verunreinigt sein. Hier einige Tipps:

- Pflanzliche Lebensmittel, die roh verzehrt werden, sollten Sie zuvor gründlich waschen, am besten unter fließendem Wasser. Erdnah wachsende Sorten sollten möglichst geschält werden.

- Um einer Vermehrung von Keimen vorzubeugen, sollten Obst, Gemüse und Salat nach dem Kleinschneiden umgehend gegessen oder im Kühlschrank abgedeckt zwischengelagert werden.

- Wer sicher gegen eine mögliche Keimbelastung vorgehen will, sollte beispielsweise Sprossen und tiefgekühlte Beeren vor dem Verzehr erhitzen.

Auch Haustiere können Krankheitserreger übertragen. Deshalb sollten sie während der Zubereitung von Speisen nicht gestreichelt werden. Außerdem müssen Sie von Ihren Lebensmitteln ferngehalten werden.

22.3 Sauberkeit in der Küche

Viele Keime können auf Flächen und Gegenständen für einige Zeit überleben, die meisten Bakterien können sich in feuchtem Milieu besonders gut vermehren. Bakterien wie Staphylokokken können auf einem Silbertablett z. B. 6 Monate überleben. Um zu vermeiden, dass Erreger weiterverbreitet werden und an die Hände oder Lebensmittel gelangen, sollten Sie nicht nur bei der Zubereitung von Speisen, sondern generell in der Küche auf gute Hygiene achten.

22.4 Benötigt man antibakterielle Reiniger in der Küche?

Antibakterielle Reiniger können auch nützliche Bakterien auf der Haut schädigen und dadurch Allergien und Ekzeme hervorrufen. Sinkt die Keimzahl im Haushalt, kann das Immunsystem anfälliger für Krankheiten werden. Durch die Anwendung antibakterieller Reinigungsmittel können Bakterien Resistenzen gegenüber Antibiotika entwickeln.

Also verzichten Sie auf antibakterielle Reiniger in der Küche! Garen Sie Geflügel und Eier immer gut durch, da diese Lebensmittel höchst anfällig für Salmonellen sind. Dieses Kapitel ist modifiziert der Zeitschrift »Essen und Trinken« entnommen [39].

22.5   Ernährungsplanung

Die Ernährungsplanung im Tagesablauf nach Magenentfernung ist ein wichtiges Thema.

Dies ist ein Beispiel für einen Essensplan für einen Tag (übersetzt aus Dr. P. Thatcher [27]):

Frühstück

- 1 Rührei
- 1 Scheibe Vollkorntoast, mit Butter
- ½ Banane, püriert

Trinken Sie etwa 20 Minuten lang eine halbe bis eine Tasse Milch bis eine halbe Stunde nach dem Essen.

Snack

- 30 g Hüttenkäse oder Naturjoghurt
- 4 einfache Cracker

Mittagessen

- 60 g Thunfisch mit Mayonnaise als Sandwich
- 2 Scheiben Brot
- ½ geschnittener Apfel

Trinken Sie eine halbe Tasse Fruchtsaft ca. 20 Minuten bis eine halbe Stunde nach dem Mittagessen.

Snack

- 3 Cracker
- Erdnussbutter

Trinken Sie ein Tasse Wasser, Fruchtsaft oder Tee ca. 20 Minuten bis eine halbe Stunde nach dem Snack.

Abendessen

- 60 g Protein (Huhn oder Rindfleisch)
- ½ Tasse Kartoffelpüree, mit Butter zubereitet
- ½ Tasse Erbsen
- ½ Tasse Apfelmus

Snack

- 3 Scheiben Feinkostfleisch (z. B. Putenbrust)
- Mayonnaise (z. B. auf den Truthahn verteilt)

Trinken Sie eine Tasse Milch eine halbe bis eine Stunde nach dem Essen.

23 Beispielrezepte

Die Beispielrezepte stammen, falls nicht per Fußnote anders angegeben, aus *www.magenlosnichtgaumenlos.com*. Bilder und Text sind mit freundlicher Genehmigung der Autorin übernommen worden.

Die folgenden Rezepte sollen anregen und Mut machen, etwas auszuprobieren. Die Portionen auf dem Teller sind absichtlich so klein, denn:

> Ein voller Teller macht keinen Appetit!

Es ist darum besonders wichtig, auf die Präsentation sehr kleiner Portionen mit hoher Energiedichte, also vielen Kalorien und Nährstoffen, und einem ansprechenden Aussehen zu achten. Sehr große Portionen wirken eher appetithemmend als -fördernd und führen dazu, dass Sie sich nach der Mahlzeit »schlecht« fühlen, weil Sie nicht alles aufgegessen haben.

Eine liebevoll und gut präsentierte Mahlzeit, wie die folgenden Beispiele zeigen, kann manchmal Wunder bewirken.

23.1 Bircher Müsli, abgewandelt nach Christoph Rüffer[2]

Patienten, die Gallereflux-Probleme haben, können Gallensäuren auch direkt und ohne Medikamente mit Haferflocken binden. Haferflocken enthalten beispielsweise Beta-Glukane und geriebene Apfel-Pektine. Diese Substanzen binden Gallensäuren und machen diese dabei weniger aggressiv. Der Zusatz von Maltodextrin ist für Patienten empfohlen, die auf Kalorienzugewinn achten müssen, denn ein normales Müsli enthält zu viele Ballaststoffe und ist somit nicht für »Magenlose« empfehlenswert.

Meist fehlen uns morgens schlicht ein paar gesunde Fette. Diese bekommen wir zum Beispiel aus den Nüssen oder Joghurt – oder einem Müsli-Öl. Es enthält wertvolle Omega-3-Fettsäuren (in Leinöl enthalten) und hinterlässt einen milden nussigen Geschmack in Ihrem Müsli oder auch in Ihrem Salat. Gleichzeitig kann es dazu beitragen, einen gesunden Cholesterinspiegel im Blut zu haben. (Siehe auch Kapitel 8.3)

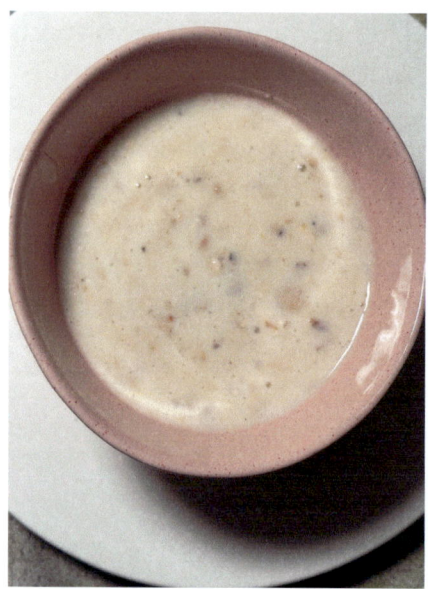

---

[2] Sternekoch im Hotel »Vier Jahreszeiten«, Hamburg

Zutaten für 2 Portionen:

- 25 g kernige Haferflocken
- 25 g feine Haferflocken
- 150 ml Milch
- 4 Messlöffel Maltodextrin 19 (= 192 kcal), wenn gewünscht
- 250 g cremiger, 3,5%iger Joghurt
- 25 g Ahornsirup
- 30 g geröstete und kleingehackte Nüsse
- ½ Apfel, gerieben
- Müsli-Öl nach Bedarf und Geschmack

Das Maltodextrin 19 sollte bei Gewichtsverlust zugegeben werden.

Zubereitung:

1. Die Haferflocken-Mischung in eine Schüssel geben.

2. Die 4 Messlöffel Maltodextrin klümpchenfrei mit Milch vermischen und auf die Haferflocken geben.

3. Dann 250 g Joghurt zugeben und mischen.

4. Bitte noch die Nüsse, die im Backofen bei 160 Grad ca. 13 Minuten geröstet werden, und den Ahornsirup zugeben.

5. Den frisch geriebenen Apfel untermischen. Evtl. noch Müsli-Öl hinzugeben.

23.2 Quarkbrötchen[3]

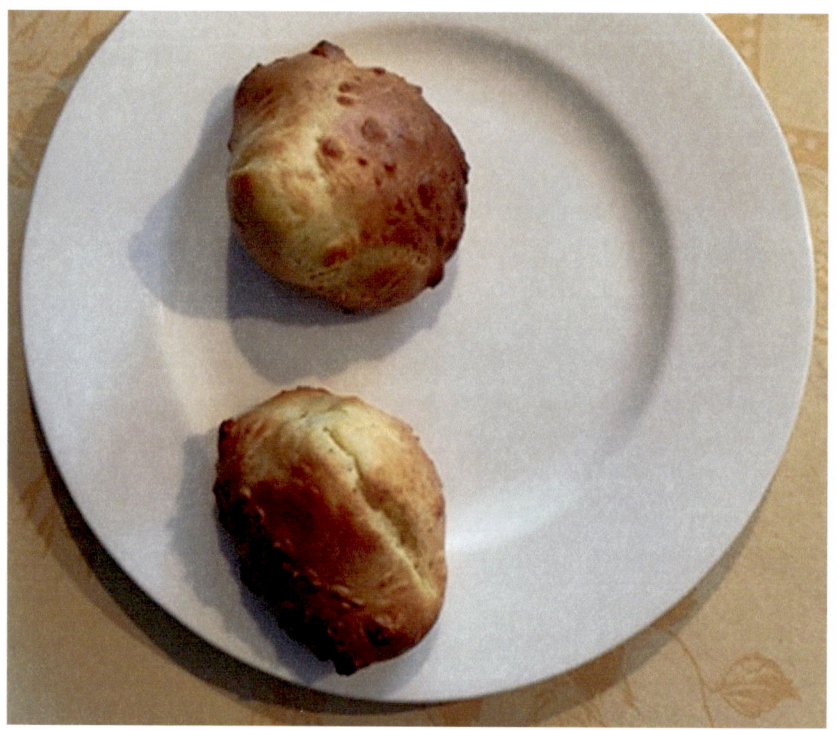

Zutaten für 6 Personen:

- 125 g Magerquark
- 1 Ei
- 3 EL Milch
- 2 EL Rapsöl

- 1 EL Zucker
- 1 Prise Salz
- 150 g Vollkornmehl
- ½ Päckchen Backpulver

---

[3] eigenes Rezept

Zubereitung:

1. Backofen auf 200 °C vorheizen.

2. Quark, Ei, Milch, Öl, Zucker und Salz in einer Schüssel gut verrühren.

3. Mehl und Backpulver mischen und dann portionsweise unterrühren bzw. unterkneten.

4. Mit 2 Esslöffeln 6 Teighäufchen auf ein mit Backpapier belegtes Backblech setzen.

5. Im Ofen ca. 15 Minuten backen.

23.3 Suppenhuhn

Hühnerbouillon hilft gegen Erkältung. Es ist sicher wichtig, wie gut die Qualität dieser Bouillon ist. Sicher ist, dass eine Hühnersuppe nicht nur gut ist für Körper und Seele, sondern auch hervorragend schmeckt.

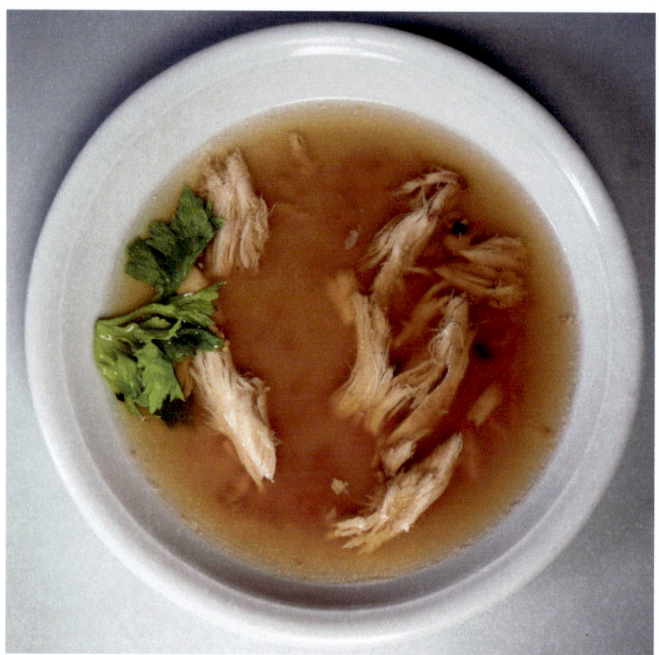

Zutaten:

- 1 Suppenhuhn oder auch ein ganz normales Huhn
- 2 Karotten
- 3 Stangensellerie
- 1 Stück Lauch
- 2 Zwiebeln
- 4 Gewürznelken
- 2 Knoblauchzehen

- 1 Chili entkernt
- 1 kleines Stück Ingwer geschält
- 2 Stängel Zitronengras
- 5 braune Champignons
- 8 Pfefferkörner
- 4 Stängel Koriander
- Salz
- Sojasoße

Zubereitung:

1. Das Suppenhuhn waschen, in eine große Pfanne geben und mit Wasser bedecken. Aufkochen und ca. 5 Min. kochen lassen.

2. Das Huhn aus der Pfanne nehmen, das Wasser abgießen und neu aufsetzen mit 3 l Wasser.

3. Das Gemüse waschen und in Stücke schneiden, die Zwiebeln ungeschält mit den Gewürznelken bestecken, Knoblauchzehen schälen und halbieren, die Champignons putzen und vierteln.

4. Alles mit Koriander zum Suppenhuhn in die Pfanne geben, aufkochen und halb zugedeckt 2 Stunden köcheln.

5. Das Suppenhuhn aus der Pfanne nehmen und etwas abkühlen lassen. Die Haut abziehen und das Hühnerfleisch in Stücke reißen.

6. Die Brühe durch ein Sieb abgießen und nochmals aufwärmen (das Gemüse kommt in den Kompost/oder die grüne Tonne).

7. Mit Salz und Sojasoße abschmecken und mit etwas Hühnerfleisch servieren.

Tipps: Die Reste des Hühnerfleisches können als »Pulled Chicken« weiterverwendet werden. Die Brühe kann z. B. mit Soba-Nudeln (japanische Nudeln) ein zweites Mal aufgewärmt werden.

23.4 Misosuppe mit Gemüse und Rindfleisch

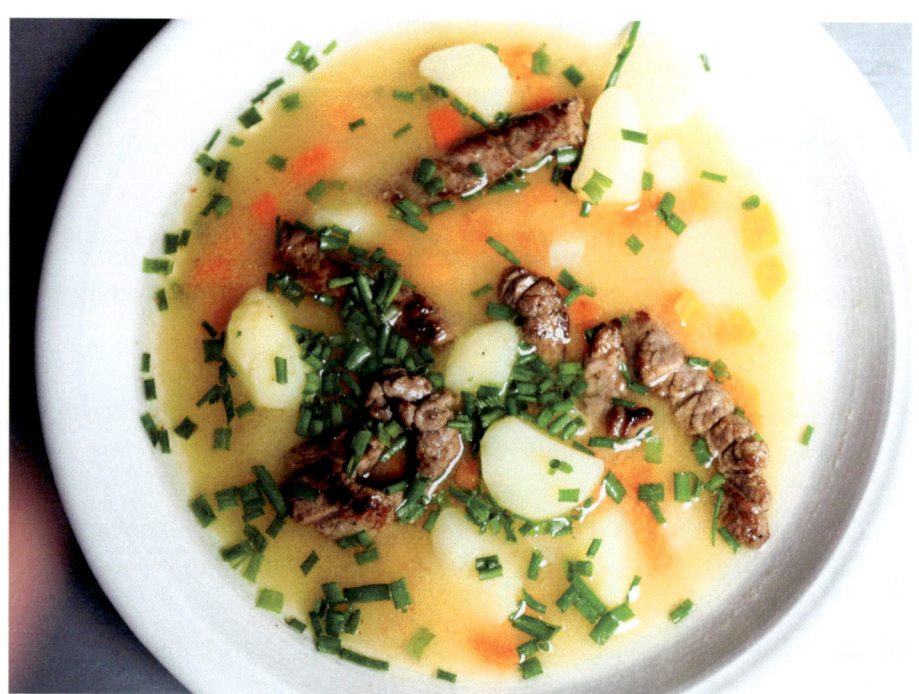

Zutaten für 2 Personen:

- 100 g Karotten
- 100 g Kartoffeln
- 50 g weißer Rettich (Daikon oder Bierrettich)
- 50 g Knollensellerie
- 8 dl Dashi-Brühe

- 1 EL Sake
- 2 EL Misopaste
- 1 Bund Schnittlauch
- 150 g Rindshüfte
- Salz und Pfeffer aus der Mühle
- wenig Shichimi Togorashi (Pfeffer-Chilimischung)

Zubereitung:

1. Die Karotten schälen, vierteln und in einen halben Zentimenter große Scheiben schneiden. Die Kartoffeln schälen und in mundgerechte Würfel schneiden. Den Rettich schälen und in feine Scheiben und den Sellerie putzen und in kleine Würfel schneiden.

2. Die Dashi-Brühe mit dem Sake aufkochen. Das Gemüse beigeben und in der Brühe zugedeckt ca. 25 Min. weichköcheln.

3. Inzwischen die Rindshüfte in feine Streifen schneiden, mit Salz und Pfeffer würzen und in der Bratpfanne scharf anbraten, beiseitestellen.

4. Am Ende der Kochzeit die Misopaste in die Suppe rühren, das Rindfleisch beigeben und mit Shichimi Togorashi abschmecken.

5. Den Schnittlauch dazugeben und servieren.

Dazu passt ein japanischer Reis.

23.5 Fenchelschaum-Süppchen

Der kreative Kopf dieses Rezepts ist der Sternekoch Thomas Martin, Chef des Restaurants Jacobs in Hamburg. Diese Suppe schmeckt einfach herrlich!

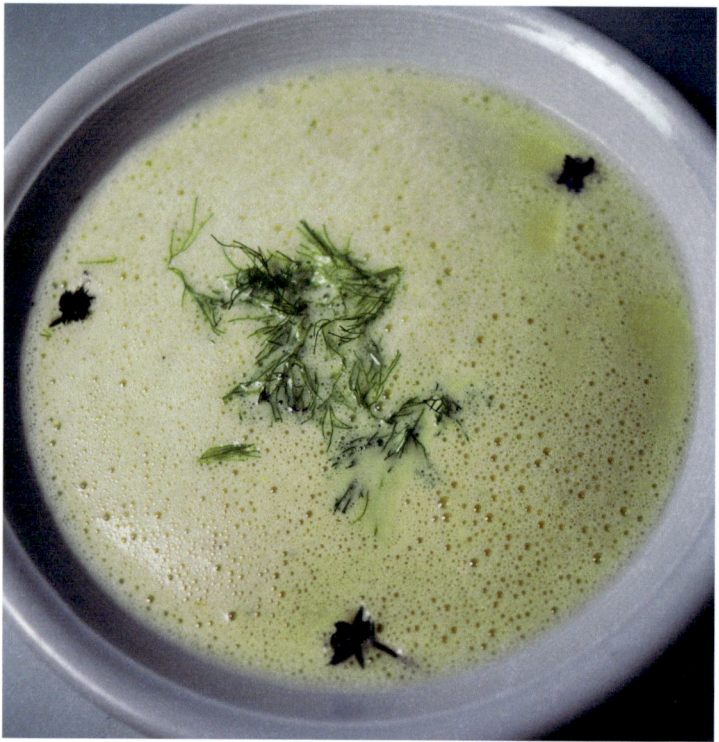

Zutaten:

- 2 kleinere Fenchel
- 1 EL Butter
- 1 TL Fenchelsamen
- Salz und Pfeffer aus der Mühle
- 40 ml Noilly Prat (französischer Wermut)

- 500 ml Gemüsebouillon
- 100 ml Rahm
- 1 EL kalte Butter in Würfeln
- 2 EL Noilly Prat (zum Abschmecken)

Zubereitung:

1. Den Fenchel vierteln und den Strunk herausschneiden. Das Fenchelgrün für die Garnitur beiseitestellen. Den Fenchel quer in feine Streifen schneiden.

2. Die Butter in einer Pfanne erwärmen, den Fenchel beigeben und andünsten, den Fenchelsamen zufügen und kurz mitbraten, mit Salz und Pfeffer würzen.

3. Den Noilly Prat dazugießen und etwas einkochen lassen. Die Gemüsebouillon zufügen und die Suppe ca. 20 Min. zugedeckt köcheln.

4. Den Rahm hinzugeben, aufkochen und die Suppe mit dem Stabmixer pürieren und schaumig rühren, die Butterwürfel hineingeben und nochmals kurz mitmixen.

5. Zum Schluss mit Noilly Prat abschmecken (dies weicht vom Originalrezept ab, aber es verfeinert den Geschmack des Süppchens) und in Teller servieren, mit dem Fenchelgrün garnieren.

23.6   Hühnerbrust mit Spargel

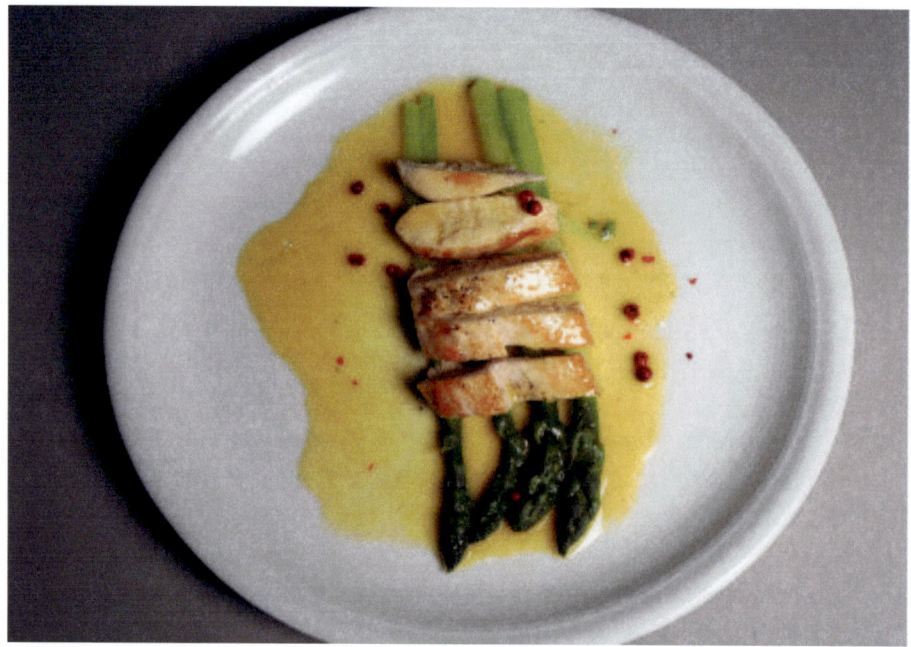

Zutaten für 2 Personen:

- 200 g grüner Spargel
- 2 Hühnerbrüstchen
- Salz und Pfeffer aus der Mühle
- 1 dl Weißwein
- 1 dl Hühnerbouillon

- Saft einer halben Bio-Orange
- 2 Passionsfrüchte
- 30 g Butter
- 1 TL rote Pfefferkörner

Zubereitung:

1. Die Spargelstangen um etwa ein Drittel kürzen und schälen. Im siedenden Salzwasser garen und beiseitestellen.

2. Den Backofen auf 90 °C vorheizen.

3. Die Hühnerbrust mit Salz und Pfeffer würzen und beidseitig je 3 Minuten anbraten. Im Ofen 20 Minuten nachgaren.

4. Den Bratensatz mit dem Weißwein auflösen und in eine kleine Pfanne gießen. Den Orangensaft und die Bouillon dazugeben und auf 50 ml reduzieren. Die ausgelösten Passionsfrüchte dazugeben und nochmals kurz aufkochen. Durch ein Sieb passieren und zurück in die Pfanne geben. Mit Salz und Pfeffer würzen. Die Butter in Stücke schneiden und abseits vom Herd nach und nach zur Soße geben.

5. Die Hühnerbrust schräg in Tranchen schneiden, die Spargelstücke kurz in etwas geschmolzener Butter aufwärmen. Die Soße darübergießen und mit den roten Pfefferkörnern garnieren.

23.7 Hühnergeschnetzeltes mit Gemüse

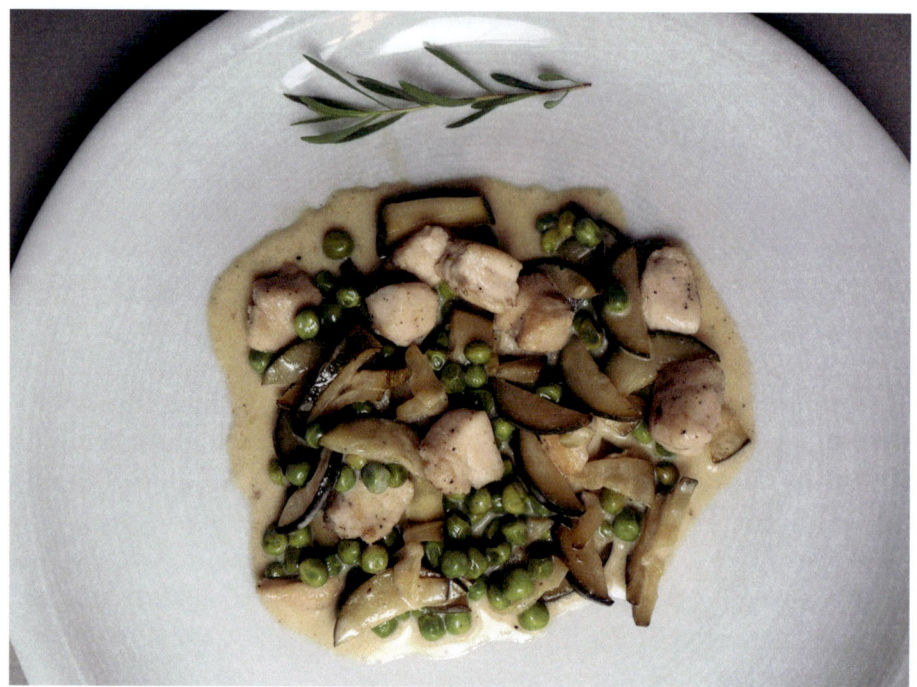

Zutaten für 2 Personen:

- 250 g Hühner-Minifilets in Würfel geschnitten
- Salz und Pfeffer aus der Mühle
- 1 EL Butterschmalz
- ½ EL Butter
- 1 kleine Zucchini in Scheiben geschnitten

- 1 dl Weißwein
- ½ dl Noilly Prat
- 1 dl Doppelrahm
- etwas Estragon feingehackt
- 100 g Erbsen tiefgekühlt

Zubereitung:

1. Den Backofen auf 80 °C vorheizen.

2. Die Hähnchen-Minifilets mit Salz und Pfeffer würzen, den Butterschmalz in einem Wok erhitzen und das Hähnchen ca. 3 Min. rührend anbraten. Anschließend im Backofen ca. 20 Minuten nachgaren lassen.

3. Etwas Butter im Wok erwärmen und die Zucchini anbraten, mit Salz und Pfeffer würzen, den Weißwein und den Noilly Prat hinzugeben und bei großer Hitze reduzieren.

4. Inzwischen die Erbsen in siedendem Salzwasser knapp weichkochen und abgießen.

5. Den Rahm, die Erbsen und den Estragon zu den Zucchinis geben und nochmals 3 bis 5 Minuten kochen. Mit Salz und Pfeffer abschmecken und mit dem Hähnchen mischen.

23.8   Asiatisches Hähnchen mit Spinat

Das Gericht lässt sich sehr schnell im Wok herstellen und ergibt zusammen mit einem Reis eine vollwertige Mahlzeit.

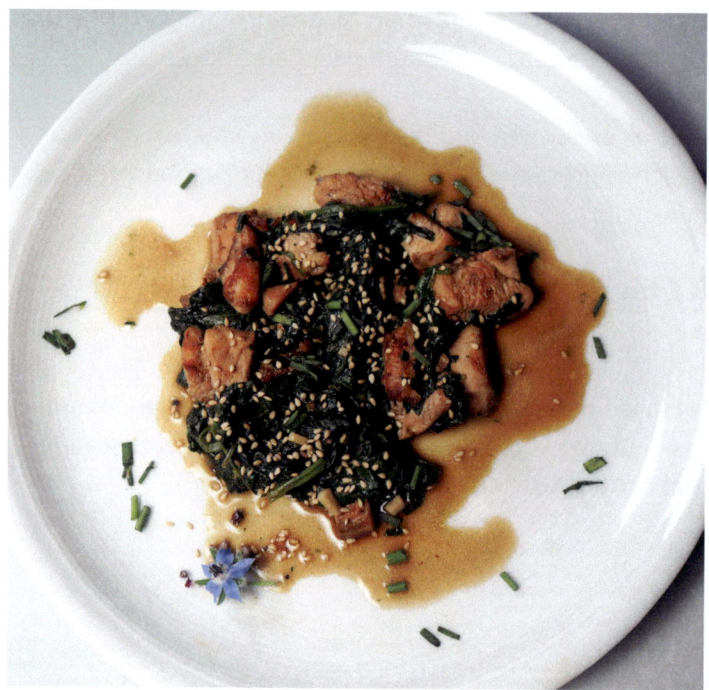

Zutaten für 2 Personen:

- 1 ½ EL Sojasauce
- 1 EL Sake
- ½ TL Chiliflocken
- 220 g Hähnchenbrust
- 2 EL Öl zum Braten
- etwas Salz
- 1 Frühlingszwiebel (nur grüner Teil klein geschnitten)

- 1 Peperoncino entkernt und feingehackt.
- 200 g Blattspinat frisch
- 100 ml Hühnerbouillon
- 1 EL Sojasoße
- 1 EL Sesamsamen geröstet

Zubereitung:

1. Die Hähnchenbrust in Würfel schneiden.

2. Sojasoße, Sake und Chiliflocken zusammen mischen und die Hähnchenbrust beigeben. Das Hühnerfleisch in der Marinade 30 Min. im Kühlschrank abgedeckt lagern.

3. Den Backofen auf 70 °C vorheizen.

4. Das Öl im Wok erhitzen und die Hähnchenwürfel portionsweise je 3 Min. braten, mit etwas Salz abschmecken und im Backofen warmhalten.

5. Das Sesamöl im Wok erwärmen, die geschnittene Frühlingszwiebel und den Peperoncino anbraten, den Blattspinat zugeben und solange braten, bis er zusammengefallen ist.

6. Die Hühnerbouillon dazugeben und nochmals bei kleiner Hitze 3–4 Min. köcheln. Mit Sojasoße abschmecken.

7. Die Hähnchenwürfel zum Gemüse geben, mischen und den Sesamsamen darüberstreuen.

23.9 Chicken-Butter

Es gibt leider kaum ein indisches Gericht, das Magenlose ohne Probleme essen können. Deshalb ist die Devise: selbst zubereiten und ohne Sorgen zuhause genießen!

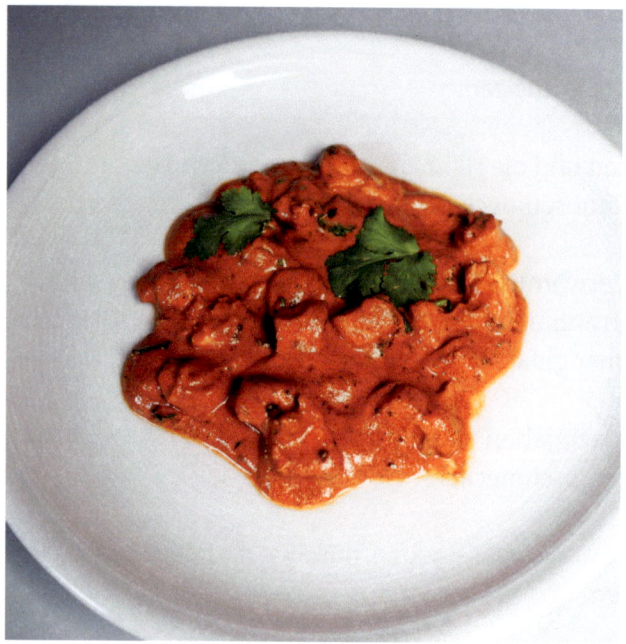

Zutaten für 2 Personen:

- 2 Hähnchenbrüste
- 1 Knoblauchzehe
- 1 kleines Stück frischer Ingwer
- 25 g Tomatenpüree
- ½ EL Senf
- ½ EL Garam Masala
- Saft einer halben Bio-Zitrone
- ½ EL Tandoori Masala

- ½ TL Zimt
- ½ TL Kreuzkümmel
- ½ TL Kurkuma
- 2,5 dl Tomaten-Passata
- 1 griechischer Joghurt (200 ml)
- frischer Koriander
- Butterschmalz
- Salz und Pfeffer aus der Mühle

Zubereitung:

1. Die Hühnerfleischbrüste in Würfel schneiden.

2. In einer Schüssel Tomatenpüree, Senf, Garam Masala, Zitronensaft und eine Prise Salz mischen. Die Hähnchenwürfel daruntermischen und zugedeckt 30 Min. bei Zimmertemperatur in der Marinade ruhen lassen.

3. In einer Pfanne die Butter erwärmen, die Knoblauchzehe und den fein geschnittenen Ingwer zugeben, kurz andünsten. Die Knoblauchzehe wieder entfernen. Tandoori Masala, Zimt, Kreuzkümmel und Kurkuma beigeben und mit etwas kaltem Wasser abschrecken. Die Tomaten-Passata zufügen und zugedeckt auf kleinem Feuer 10 Min. köcheln.

4. In einer Bratpfanne etwas Öl erhitzen und die Hühnerfleischwürfel mit der Marinade rührbraten.

5. Joghurt zur Tomatensoße geben, mischen, und kurz erwärmen. Die Hühnerfleischwürfel ebenfalls beigeben und den Koriander darüberstreuen. Eventuell mit Salz und Pfeffer abschmecken.

6. Zusammen mit einem Basmati-Reis servieren.

23.10 Hähnchengeschnetzeltes an Senf-Rahmsoße

Im Handumdrehen ist dieses Gericht auf dem Tisch. Einfach, aber lecker!

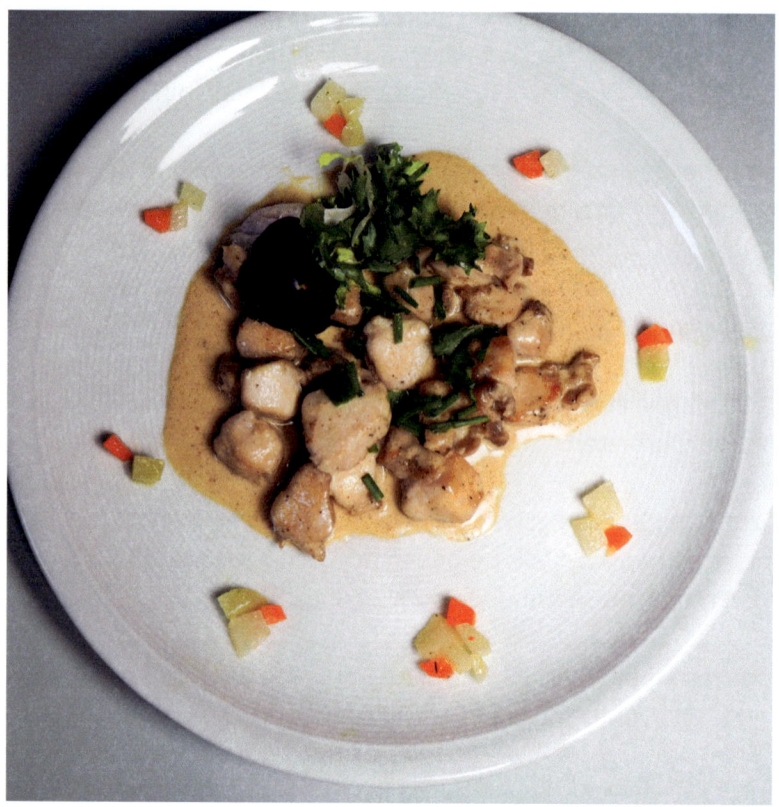

Zutaten für 2 Personen:

- 250 g Hähnchenbrust
- Salz und Pfeffer aus der Mühle
- 1 EL Butterschmalz
- 1 dl Weißwein

- 1 TL Hühnerfond
- 1 EL Senf
- 1 dl Doppelrahm
- ½ Bund Schnittlauch

Zubereitung:

1. Die Hähnchenbrust in Würfel schneiden, mit Salz und Pfeffer würzen.

2. Den Backofen auf 70 °C vorheizen.

3. Das Butterschmalz in der Bratpfanne erhitzen und das Hühnerfleisch 5 Min. anbraten, aus der Pfanne nehmen und im Backofen nachgaren.

4. Den Bratensatz mit dem Weißwein lösen, den Hühnerfond dazugeben und zur Hälfte einkochen lassen.

5. Den Senf mit dem Doppelrahm mischen und unter Rühren in die Bratpfanne geben, etwas einkochen lassen. Eventuell mit Salz und Pfeffer abschmecken.

6. Das Hähnchenfleisch wieder dazugeben und kurz erwärmen. Mit Schnittlauch garnieren und servieren.

23.11 Ei-Omlette mit Champignons

Das Ei ist eines der wertvollsten Nahrungsmittel. Vielfältig sind seine Einsatzmöglichkeiten und für Magenlose in jeder Form außer roh genießbar. Auch in der japanischen Küche sind Eier ein wichtiger Bestandteil der täglichen Ernährung. Eier sind reich an Eiweiß und hochwertigen Fetten.

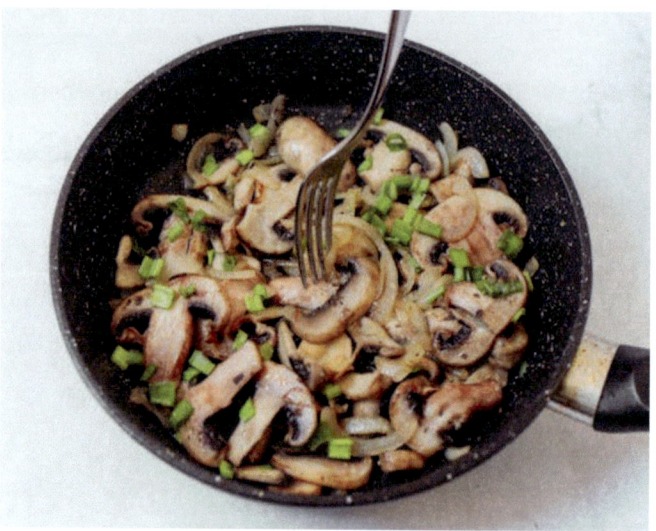

Mit wenigen Zutaten und in kurzer Zeit entsteht meine Omelette. Selbstverständlich können andere Zutaten anstelle der Champignons verwendet werden.

Zutaten für 2 Personen:

- 5 Eier
- 50 ml Wasser
- Salz und Pfeffer aus der Mühle
- 250 g Champignons
- 1 TL Butter
- 1 EL Petersilie

- 25 g Parmesan gerieben
- 1 EL Haselnüsse geröstet und gehackt
- 50 ml Weißwein
- 50 ml Rahm

Zubereitung:

1. Die Eier einzeln mit einer Gabel verquirlen und in eine Schüssel geben, mit dem Wasser mischen und mit Salz und Pfeffer würzen.

2. Die Champignons putzen und in Scheiben schneiden.

3. Etwas Öl in einer Bratpfanne erhitzen, die Champignons zugeben und solange braten, bis keine Flüssigkeit mehr zu sehen ist, mit Salz und Pfeffer würzen, die Butter und die Petersilie beigeben. Beiseitestellen.

4. In derselben Pfanne etwas Butter erwärmen und die Eier beigeben. Auf mittlerem Feuer stocken lassen. Den Parmesan und die Nüsse darüberstreuen, die Champignons auf der Omelette verteilen. Die Omelette falten und auf eine Platte gleiten lassen.

5. Den Bratensatz mit dem Weißwein ablöschen, den Rahm beigeben und etwas einkochen lassen, abschmecken mit Salz und Pfeffer. Die Soße über die Omelette gießen und servieren.

Tipp: Den Weißwein durch einen »vin jaune« (typischer Schweizer gelber Wein) ersetzen. Dieser Wein verleiht dem Omelett eine besondere Note.

23.12 Pasta mit Fenchel

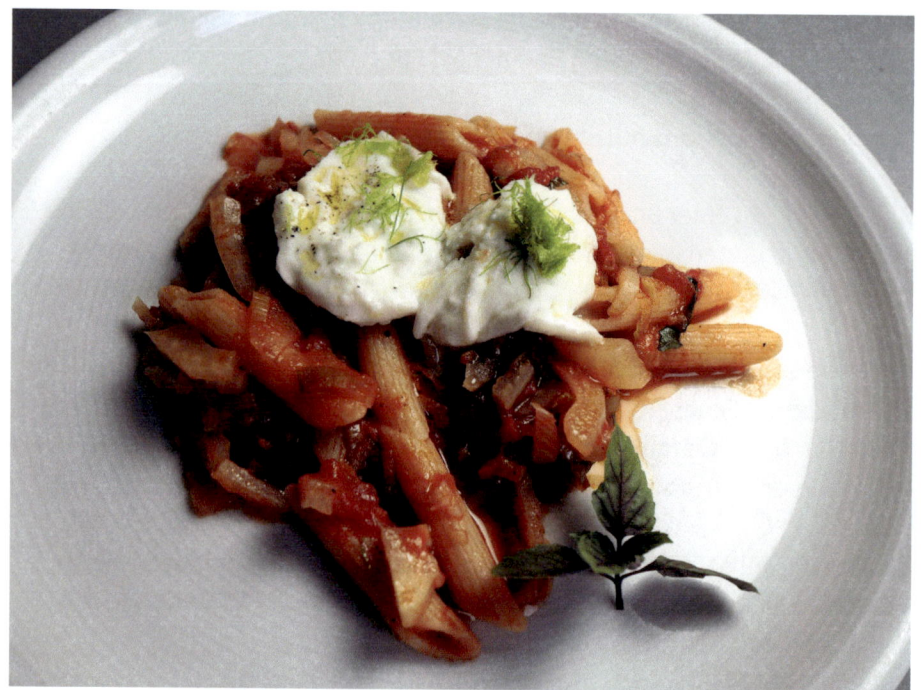

Zutaten für 2 Personen:

- 500 g Fenchel
- 3 Stängel Thymian
- 1 Knoblauchzehe fein gehackt
- 2 EL Olivenöl
- Salz und Pfeffer aus der Mühle
- 1 Frühlingszwiebel (nur der grüne Teil)
- 1 TL Fenchelsamen

- 70 g Pfeffersalami
- 50 g Cherrytomaten
- ½ Briefchen Safran
- ½ TL Paprika edelsüß
- ½ dl Absinth
- 1 ½ dl Gemüsebouillon
- 200 g Pasta

Zubereitung:

1. Den Backofen auf 180 °C (Umluft) oder 200 °C Ober- und Unterhitze vorheizen.

2. Olivenöl, Knoblauch und Thymian in einer Schüssel mischen. Den Fenchel in feine Streifen schneiden und mit dem aromatisierten Öl mischen. Mit Salz und Pfeffer würzen und auf einem mit Backfolie belegten Blech verteilen. Für ca. 30 Minuten im Ofen backen.

3. Die Cherrytomaten schälen und vierteln, das Grün der Frühlingszwiebel fein hacken, die Pfeffersalami ebenfalls vierteln. In einer Pfanne etwas Olivenöl erwärmen, das Frühlingszwiebelgrün, die Salami, die Fenchelsamen und die Tomaten kurz andünsten, mit dem Absinth ablöschen und einkochen lassen. Die Gemüsebouillon abgießen, Safran und Paprika beigeben und alles zugedeckt für 10 Minuten köcheln lassen.

4. Die Pasta gemäß Anweisung al dente kochen.

5. Die Fenchelsamen mit der Soße mischen und zur Pasta geben.

23.13 Spaghetti al a Carbonara

Eine der kulinarischen Spezialitäten von Rom sind Spaghetti carbonara. In diesem Rezept wird Guanciale, ein aus der Schweinebacke hergestellter Speck, verwendet. Leider ist diese Spezialität nicht immer leicht zu finden und man kann stattdessen auch einen anderen Speck wie Pancetta einsetzen.

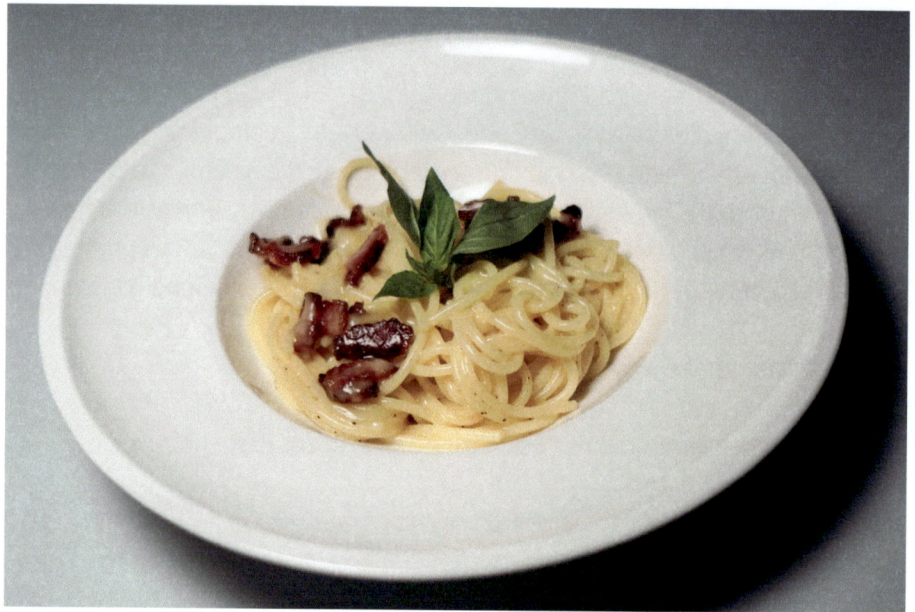

Zutaten für 2 Personen:

- 80 g Guanciale
- 200 g Spaghetti
- 2 Eigelb
- 60 g Pecorino
- Salz und Pfeffer aus der Mühle

Zubereitung:

1. Den Speck in Streifen schneiden und in einer Pfanne ohne Öl knusprig braten.

2. Den Pecorino reiben, mit dem verquirlten Eigelb und etwas Kochwasser mischen. Mit Pfeffer würzen.

3. Die Spaghetti im Salzwasser al dente kochen, absieben und zurück in die Pfanne geben.

4. Alle Zutaten mit den Spaghetti mischen und servieren.

23.14 Pasta mit Pilzen und Brokkoli

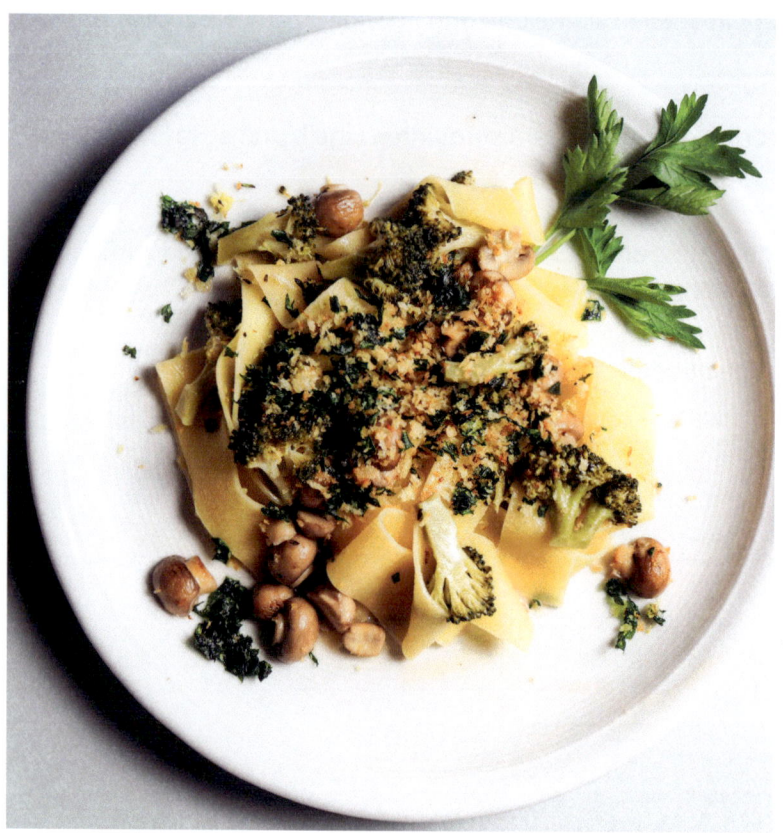

Zutaten für 2 Personen:

- 200 g Brokkoli
- 50 ml Olivenöl
- 200 g Champignons
- 100 ml Weißwein
- 1 Lorbeerblatt
- 3 Zweige Thymian gehackt
- 1 dl Rahm

- Salz und Pfeffer aus der Mühle
- 20 g Paniermehl – ich verwende das japanische Panko
- 1 Bio-Zitrone – abgeriebene Schale
- 1 Knoblauchzehe feingehackt
- 200 g Pasta

Zubereitung:

1. Den Brokkoli in kleine Röschen teilen und im Dampfgarer weichdünsten.

2. Die Champignons abbürsten, säubern und halbieren.

3. Das Olivenöl erwärmen, die Champignons beigeben und anbraten, mit Weißwein ablöschen. Thymian, Lorbeerblatt und Rahm beigeben und etwas einkochen lassen. Mit Salz und Pfeffer würzen. Das Lorbeerblatt entfernen.

4. Das Paniermehl, die Zitronenschale und den Knoblauch mischen und in einer Pfanne rösten, beiseitestellen.

5. Die Pasta al dente kochen, abgießen und 1 Schöpflöffel des Pastawassers zu den Champignons geben. Den Brokkoli beifügen, mischen und über die Pasta geben. Die Paniermehl- Zitronenmischung darüberstreuen.

23.15 Spaghetti mit Datteltomaten

Dieses Gericht mit Tomaten schmeckt nicht nur herrlich, sondern ist auch
schnell auf dem Tisch.

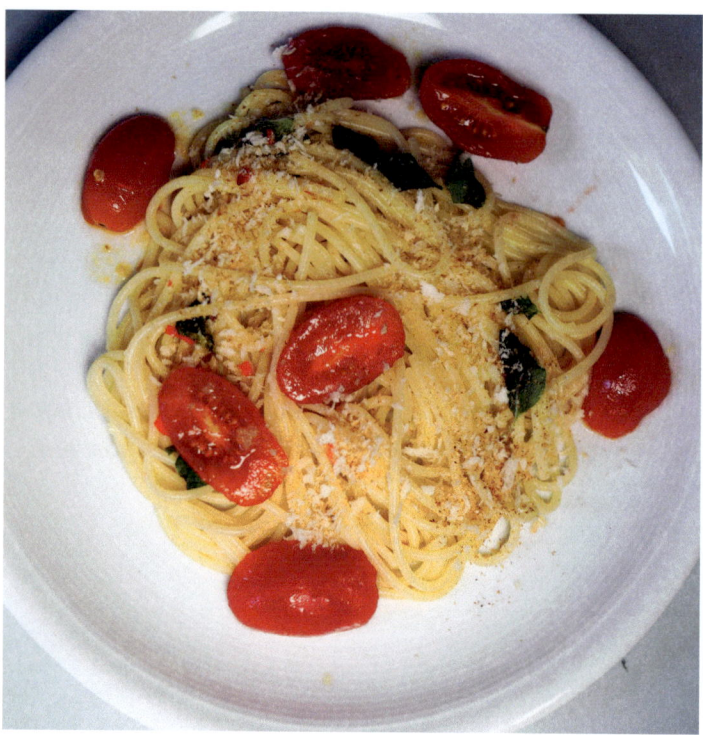

Zutaten für 2 Personen:

- 2 EL Panko (grobes Paniermehl)
- 2 EL Olivenöl
- 250 g Datteltomaten
- 1 Knoblauchzehe in Scheiben
  geschnitten

- 1 Peperoncino fein gehackt
- ½ Bund Oregano
- 150 g Spaghetti
- Parmesan gerieben

Zubereitung:

1. Das Panko in der Bratpfanne ohne Fett hellbraun rösten. Beiseitestellen.

2. Die Datteltomaten im siedenden Wasser 1 Min. kochen und kalt ab-schrecken, schälen und zur Hälfte schneiden.

3. Die Spaghetti im Salzwasser al dente kochen und abgießen, aber etwas Kochflüssigkeit für die weitere Verwendung zurückbehalten.

4. Das Olivenöl in einer großen Pfanne erwärmen. Knoblauch, Peperoncino und Tomaten beigeben und 2 Min. anbraten. Mit Salz abschmecken und Oreganoblätter zugeben.

5. Die Spaghetti und etwas Kochflüssigkeit zu den Tomaten geben und alles gut mischen. Das Panko und den Parmesan darüberstreuen und servieren.

23.16 Risi e Bisi

Ein bisschen schwieriger fiel mir die Wahl eines typischen venezianischen Gerichtes, denn die Zwiebeln sind in den meisten traditionellen Gerichten wie Sarde in saòr oder der venezianischen Kalbsleber sehr präsent. Auch Muscheln und Meeresfrüchte sind für Magenlose nicht empfehlenswert. Das Tiramisu wird mit rohen Eiern hergestellt, was ebenfalls ein »no go« für uns ist.

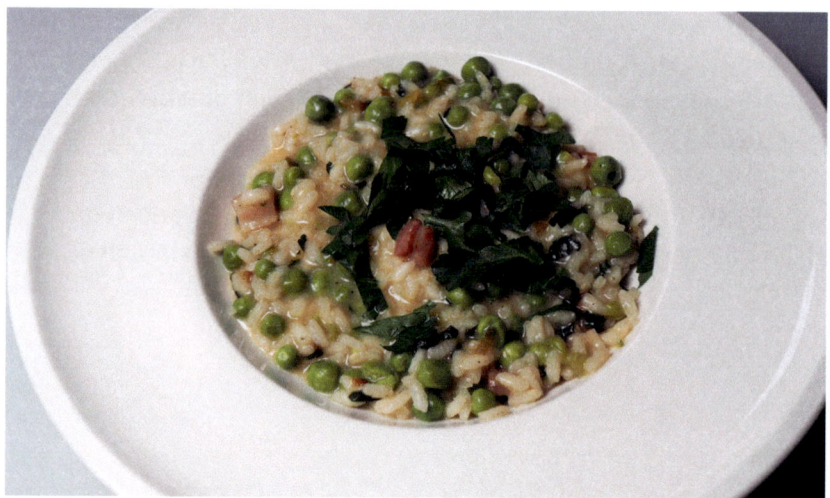

Das Risi e bisi ist eine Art Risotto mit Erbsen und Speck und hier mein Rezept:

Zutaten für 2 Personen:

- 750 ml Hühnerbouillon
- 1 EL Olivenöl
- 20 g Butter
- 1 kleines Stück Lauch feingehackt
- 40 g Pancetta gewürfelt (italienischer Speck)

- 1 EL glatte Petersilie gehackt
- 200 g Erbsen
- 150 g Risotto-Reis
- 25 g Parmesan gerieben
- Salz und Pfeffer aus der Mühle

Zubereitung:

1. Die Hühnerbouillon zubereiten und auf kleinem Feuer warmhalten.

2. Die Erbsen, aktuell tiefgekühlt, im Salzwasser 5 Min. kochen und absieben.

3. In einem Topf das Olivenöl mit 10 g Butter erwärmen, Lauch und Pancetta beigeben und bei kleiner Hitze ca. 5 Min. braten.

4. Petersilie, Erbsen und Reis zugeben, kurz andünsten und mit einer Tasse Bouillon ablöschen, etwas einkochen lassen und den Rest der Bouillon zugeben. Ca. 20 Min. weichkochen bis die Flüssigkeit beinahe absorbiert ist. Den Parmesan und die restlichen 10 g Butter zugeben und mit Salz und Pfeffer abschmecken.

23.17 Pizza

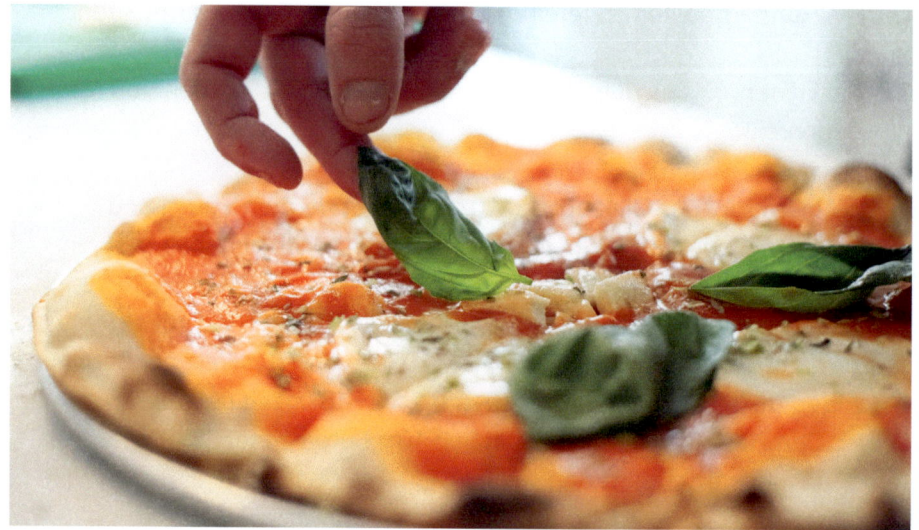

Zutaten für eine Pizza von 28 cm:

- 160 g Mehl
- 70 % Wasser (112 g)
- 3 % Salz (5 g)
- 3 % Olivenöl (5 g)

- 2 % Hefe (3 g)
- Tomaten-Passata gesalzen
- Mozzarella Fior di Latte
- Basilikumblätter

Zubereitung:

1. Das Mehl mit dem Salz in einer Schüssel mischen.

2. ¾ des Wassers nach und nach zum Mehl geben und immer wieder kneten, bis ein geschmeidiger glatter Teig entsteht. Diese Prozedur dauert ungefähr eine halbe Stunde.

3. ¼ des Wassers mit der Hefe mischen und am Schluss mitkneten.

4. Schlussendlich das Olivenöl dazugeben und den Teig zu einer runden, glatten Kugel formen.

5. Den Teig 2 Tage im Kühlschrank ruhen lassen.

6. Mindestens 2 Stunden vor dem Backen den Teig bei Zimmertemperatur aufgehen lassen.

7. Den Teig mit den Handballen zu einer runden Pizza formen, Tomaten-Passata, Mozzarella und Basilikumblätter über die Pizza verteilen und im Ofen bei 240–250 °C 15 Min. backen.

23.18 Sommersalat

Eine einfache, aber köstliche Mahlzeit für alle Fenchelliebhaber! Die Idee habe ich einem Rezept von Andreas Caminada entnommen.

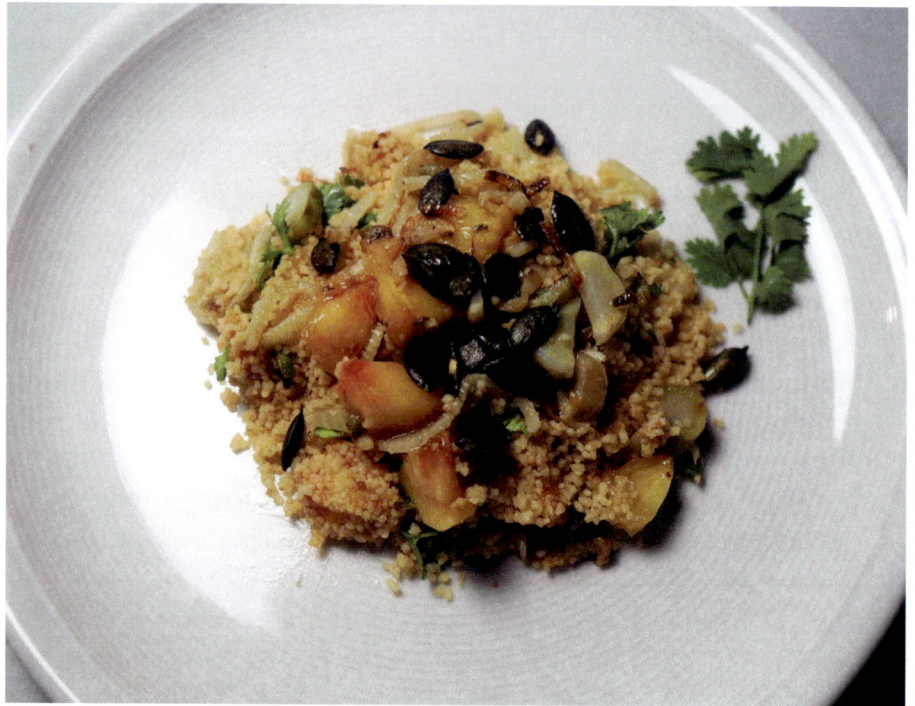

Zutaten:

- 120 g Couscous
- 2 dl Gemüsebouillon
- 1 Stange Zitronengras
- 2 Scheiben Ingwer
- 1 TL Honig

- ½ EL Curry
- 2 Pfirsiche
- 100 g Fenchel
- 1 EL Koriander
- 2 EL Olivenöl

Zubereitung:

1. Den Couscous in einer Bratpfanne ohne Fett hellbraun rösten.

2. Die Bouillon mit dem Zitronengras, Ingwer, Honig und Curry aufkochen und zugedeckt 20 Min. ziehen lassen.

3. Die Bouillon absieben, nochmals aufkochen und den gerösteten Couscous zugeben und ziehen lassen.

4. Die Pfirsiche im heißen Wasser 1–2 Min. kochen und kalt abschrecken, die Haut abziehen und die Pfirsiche in Würfel schneiden.

5. Den Fenchel fein schneiden.

6. Den Fenchel im heißen Öl braten, die Pfirsichwürfel kurz mitdünsten und auskühlen lassen.

7. Das Olivenöl, Koriander, Fenchel und Pfirsiche zum Couscous geben und alles mischen.

23.19 Zanderfilet auf Rösti

Der Rösti ist ein typisches Schweizer Gericht, das früher die Bauern zum Frühstück gegessen haben. Zusammen mit dem Zanderfilet und einer Sesamsauce entsteht ein Gericht mit einem asiatischen Touch. Eine überaus gelungene Fusionsküche!

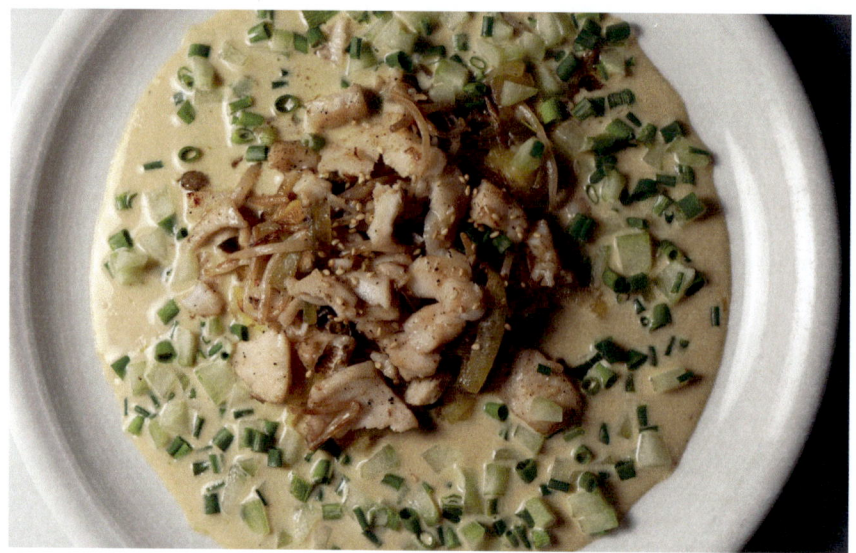

Zutaten für 2 Personen:

- 400 g Kartoffeln
- 1 EL Butterschmalz
- 50 g Gurken, geschält, entkernt und kleingewürfelt
- ½ EL Kapern, wenn möglich im Salz eingelegte
- 50 g Lauch
- 1 Schalotte
- 50 g Butter
- 100 ml Creme fraîche

- 100 ml Hühnerbouillon
- 50 ml Weißwein
- 50 ml Noilly Prat (französischer Wermut)
- 25 ml Sesamöl
- Salz und Pfeffer aus der Mühle
- 300 g Zanderfilet
- Chinesische Gewürzmischung
- Schnittlauch

Zubereitung:

1. Die Kartoffeln mit der Schale im Salzwasser garen. Auskühlen lassen, schälen und an der groben Reibe reiben. Im heißen Butterschmalz bei mittlerer Hitze 15 Minuten braten, die gewaschenen Kapern und die Gurkenwürfel untermischen, zwei Galetten formen und salzen.

2. Gleichzeitig für die Sesamsoße den Lauch und die Schalotte klein schneiden. Die Butter in einer kleinen Pfanne erwärmen, Lauch und Schalotte andünsten und mit Weißwein und Noilly Prat ablöschen. Zur Hälfte einkochen lassen.

3. Die Reduktion absieben und zurück in die Pfanne geben. Die Creme fraîche und Hühnerbouillon dazugießen und nochmals zur Hälfte einkochen lassen.

4. Am Schluss das Sesamöl beigeben und mit Salz und Pfeffer abschmecken.

5. Das Zanderfilet in Lamellen von ca. 1 cm schneiden. Mit Salz, Pfeffer und Chinesischer Gewürzmischung würzen. In einer Bratpfanne kurz anbraten.

6. Die Sesamsoße auf zwei Teller verteilen, den Rösti und den Fisch darüber anrichten und mit Schnittlauch garnieren.

23.20 Saibling auf Kohlrabisalat

Mein nächster Vorschlag ist nicht nur schnell auf dem Tisch, sondern schmeckt auch herrlich mit den gehackten Honignüssen.

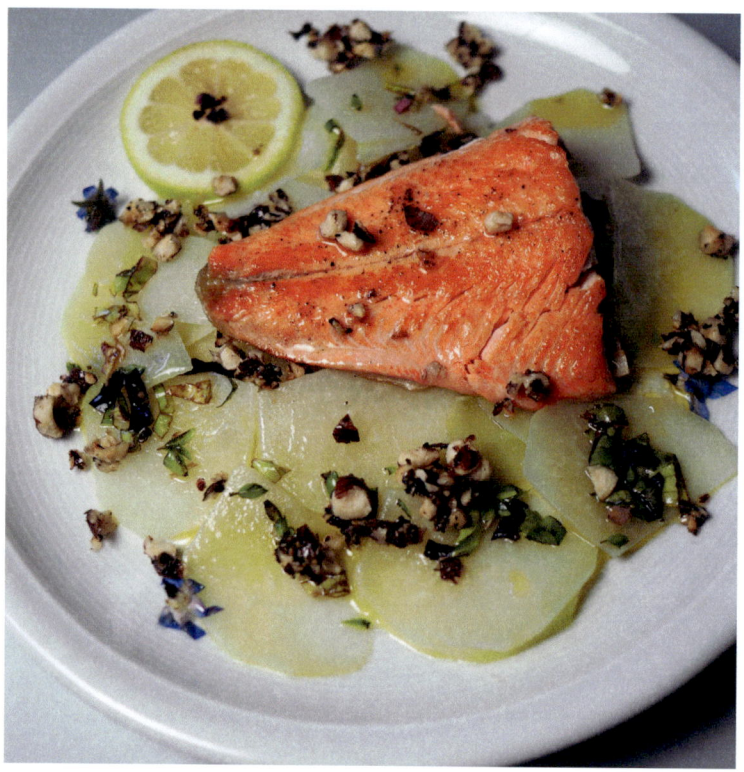

Zutaten für 2 Personen:

- 1 Kohlrabi
- 10 g Basilikum
- 10 EL Olivenöl
- Salz
- ½ Bio-Zitrone
- 25 g Haselnüsse

- ½ EL flüssiger Honig
- 1 Prise Salz
- 250–300 g Saiblingfilets mit Haut
- Salz und Pfeffer aus der Mühle
- 1 EL Öl

Zubereitung:

1. Den Kohlrabi putzen, halbieren und in feine Scheiben schneiden. Im Salzwasser knapp weichgaren und auf dem Teller anrichten.

2. Das Basilikum fein schneiden und mit dem Olivenöl mischen, mit Salz würzen. Etwas abgeriebene Zitronenschale dazugeben. Gut die Hälfte davon über den Kohlrabi verteilen.

3. Die Haselnüsse grob hacken und in einer Bratpfanne ohne Fett rösten, Honig und Salz dazugeben, mischen und auf einer Backtrennfolie auskühlen lassen. Über den Kohlrabi verteilen.

4. Die Fischfilets mit Salz und Pfeffer würzen und mit Zitronensaft beträufeln. Das Öl in einer Bratpfanne erwärmen und die Saiblingfilets auf der Hautseite ca. 2 Min. braten, wenden und nur noch kurz braten. Auf dem Kohlrabi anrichten und das restliche gewürzte Olivenöl darübergießen.

23.21 Lachsforelle auf Fenchelbett

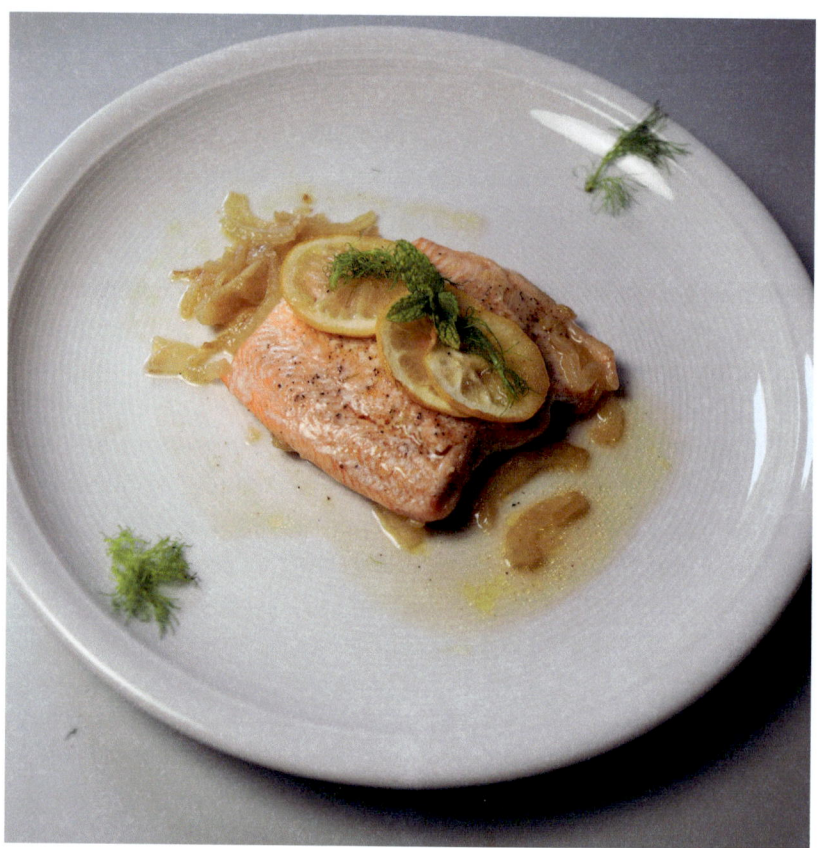

Zutaten für 2 Personen:

- 280 g Lachsforelle ohne Haut
- Salz und Pfeffer aus der Mühle
- 1 mittlerer Fenchel
- 2–3 EL Olivenöl

- 2 EL Pastis oder anderer Anisschnaps
- 1 unbehandelte Zitrone
- 4 EL Olivenöl
- 1 Stängel Minzblätter

Zubereitung:

1. Den Fenchel putzen (Entfernen von Stielansätzen), längs vierteln und quer in feine Scheiben schneiden.

2. Etwas Olivenöl in der Bratpfanne erwärmen und den Fenchel ca. 5 Min. dünsten, mit Salz und Pfeffer würzen und mit dem Pastis ablöschen.

3. Den Fisch mit Salz und Pfeffer würzen.

4. Den Backofen auf 200 °C vorheizen.

5. Den Fenchel in der Mitte einer Backtrennfolie verteilen, den Fisch darauflegen, die Zitronenscheiben darauf verteilen und etwas Olivenöl darüberträufeln.

6. Die Backtrennfolie zu einem Paket verschließen und im Ofen ca. 15 Min. garen.

7. Mit Minzblättern und etwas Fenchelgrün garnieren und servieren.

23.22 Lachsrücken mit Gurken

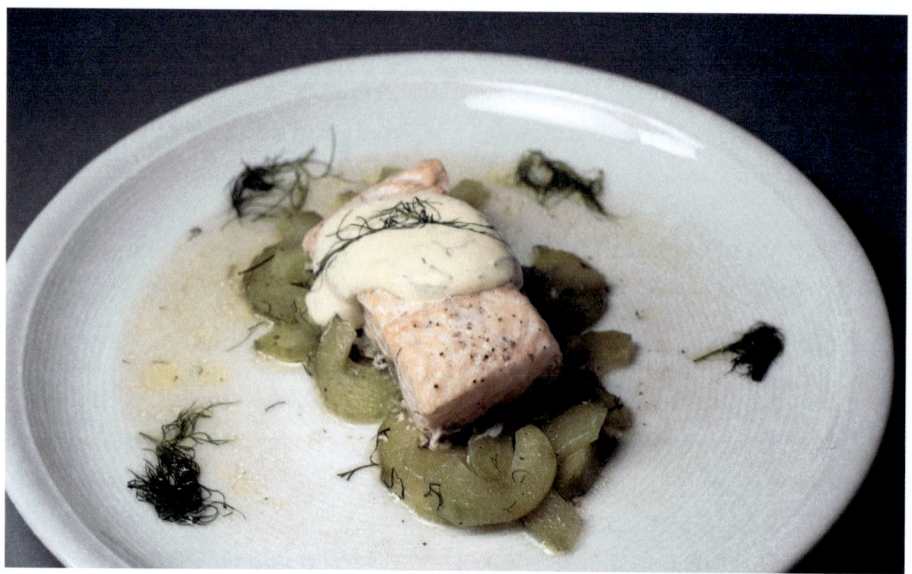

Gurken sind nicht nur als Salat, sondern auch gekocht ein schmackhaftes Sommergemüse! Sie passen perfekt zum Lachs und, raffiniert gewürzt, entsteht ein leichtes Gericht.

Zutaten für 2 Personen:

- 300 g Lachsrücken in zwei Stücken
- Salz und Pfeffer aus der Mühle
- 1 Bio-Zitrone
- 1 EL Butter
- 400 g Gurken
- 1 TL grobes Salz
- ½ Bund Dill
- ½ TL Koriandersamen
- 2 EL saurer Halbrahm
- ½ EL Senf

Zubereitung:

1. Den Backofen auf 200 °C vorheizen.

2. Den Lachsrücken mit Salz und Pfeffer würzen.

3. Die Gurken schälen, entkernen und in Scheiben schneiden. Das Salz darüberstreuen und 10 Minuten ziehen lassen, abspülen, mit Küchenpapier trocknen und in eine Schüssel geben. Die Koriandersamen im Mörser zerstoßen und zusammen mit Salz, Pfeffer und etwas Dill über die Gurkenscheiben geben und mischen.

4. Je die Hälfte der Gurken auf eine Backfolie geben, eins der Lachsstücken darauflegen, etwas abgeriebene Zitronenschale und Zitronensaft über den Fisch geben. Die Butter in Flocken über dem Fisch verteilen.

5. Die Backfolie schließen und im Ofen für 20 Minuten garen.

6. Inzwischen den Sauerrahm mit dem Senf und etwas Dill mischen und mit Salz abschmecken.

7. Den Fisch mit den Gurken auf einem Teller anrichten und einen Klecks Sauerrahm darübergeben.

23.23 Japanischer Matcha-Cake

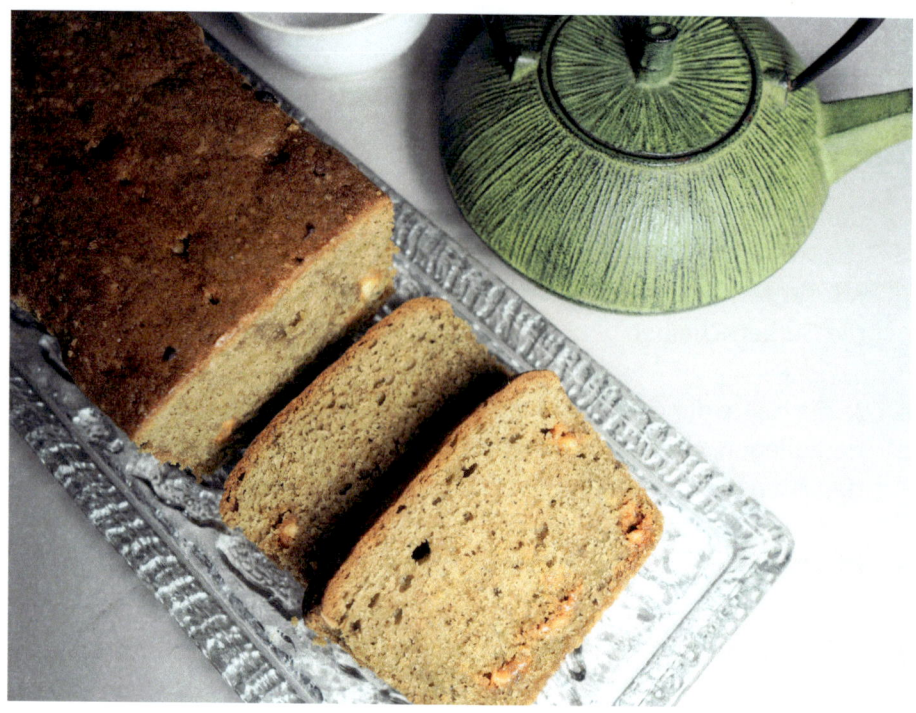

Zutaten für eine Kastenform von 20 cm Länge:

- 3 große Eier
- 170 g Butter
- 170 g Zucker
- 170 g Mehl
- 8 g Backpulver

- 1 Prise Salz
- 1 EL Matcha-Pulver (zu Pulver gemahlener Grüntee)
- 70 g weiße Schokolade

Zubereitung:

1. Backofen auf 170 °C vorheizen.

2. Butter und Zucker 5 Minuten cremig rühren und die Eier nach und nach einrühren.

3. Das Mehl mit dem Backpulver dazu sieben. Eine Prise Salz und das Matcha-Pulver hinzugeben und alles zu einem geschmeidigen Teig verarbeiten. Die Schokolade in kleine Stücke brechen und unterheben.

4. Den Teig in die vorbereitete Kastenform geben und im Ofen für 50 bis 60 Minuten backen.

23.24 Apfelkuchen

Nur wenige Zutaten sind notwendig für diesen fluffigen Apfelkuchen. Ein idealer Begleiter zum Tee am Nachmittag!

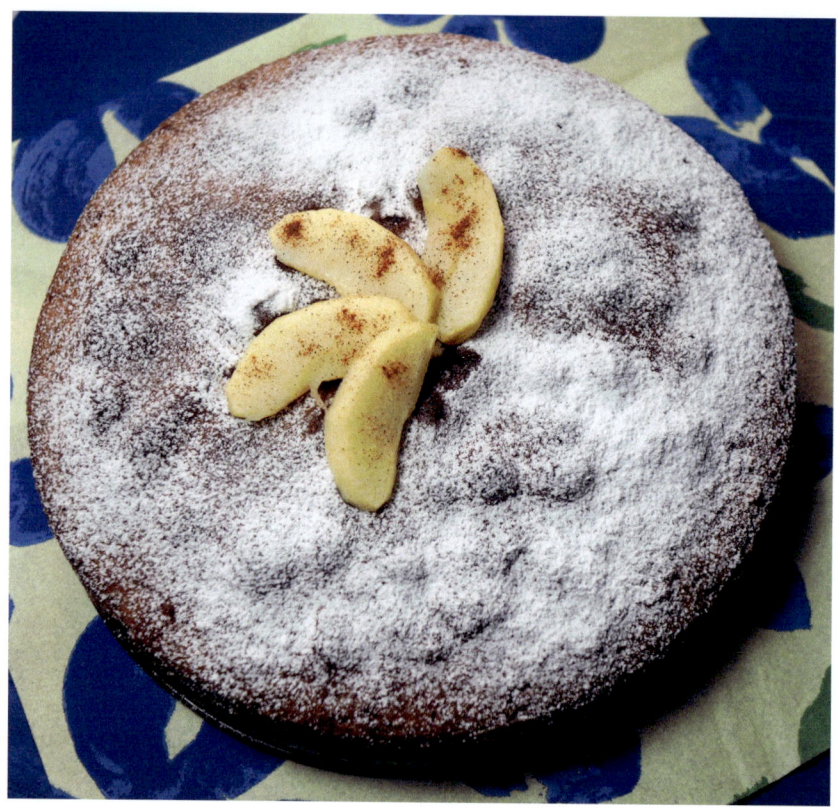

Zutaten:

- 200 g Äpfel
- 1 EL Zitronensaft
- 130 g Zucker
- 70 g Butter

- 4 Eier
- 110 g Mehl
- 6 g Backpulver

Zubereitung:

1. Eine Backform vorbereiten und den Backofen auf 180 °C vorheizen.

2. Die Äpfel schälen und in Würfel schneiden, mit dem Zitronensaft mischen.

3. Zucker und Butter 5 Min. schaumig rühren.

4. Die Eier nach und nach dazu rühren.

5. Mehl und Backpulver hineinsieben und alles zu einem glatten Teig rühren.

6. Die Äpfel auf dem Boden der Backform verteilen, den Teig darübergießen und den Kuchen im Ofen 40–45 Min. backen.

23.25 Mango-Kurkuma-Shake [21]

Zutaten für zwei Portionen:

- 300 ml Mandelmilch
- 200 g Vanillejoghurt
- 1 Mango
- 30 g gemahlene Mandeln
- 20 g Honig
- 1 TL Kurkuma

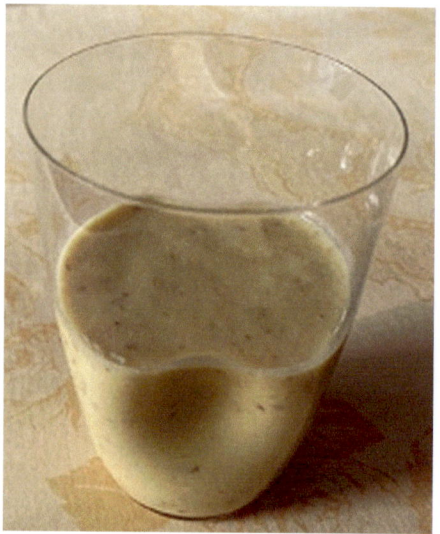

Zubereitung:

Alle Zutaten mischen und ggf. die Konsistenz mit Mandelmilch oder Wasser anpassen.

Energiegehalt: 700 kCal

23.26 Avocado-Salat[4]

Zutaten:

- 1 reife Hass-Avocado
- 2 EL cremiger 3,5 %-iger Jogurt
- 1 TL Zucker
- ½ TL Sojasoße
- ½ Limette
- 5 cm Gurke

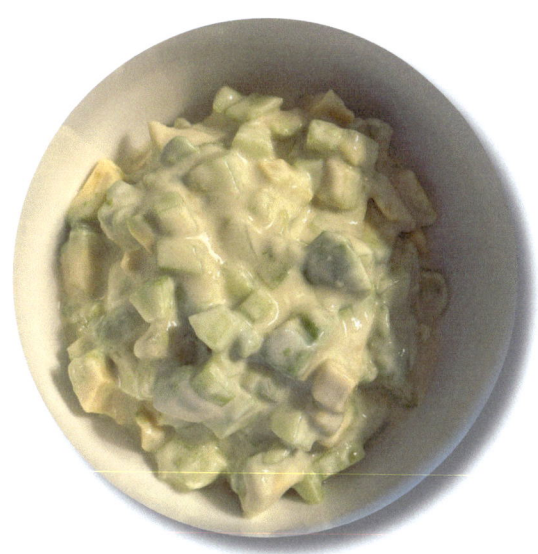

Zubereitung:

1. Die Avocado schälen und in sehr kleine Würfel schneiden.

2. Die Gurke schälen, halbieren und mit einem Teelöffel die Kerne entfernen. Die Gurke dann in kleine Würfel schneiden.

3. In einer Schale den Jogurt mit Zucker mischen, Limettensaft und Sojasoße zugeben, mischen und die Avocado- und Gurkenwürfel unterheben.

---

[4] eigenes Rezept

24 Glossar

Adjuvante Therapie

So wird eine ergänzende oder unterstützende Behandlungsmaßnahme in der Krebstherapie genannt, die das Rückfallrisiko in Bezug auf den Tumor senken soll.

Atrophische Gastritis

Ist eine vererbte Erkrankung, die nur bestimmte Zellen in der Magenwand betrifft, die dazu führt, dass eine Anämie auftritt.

Anämie

Mangel an roten Blutkörperchen, Verminderung der Hämoglobinkonzentration im Blut. Das Hämoglobin (der rote Blutfarbstoff) transportiert den Sauerstoff und das Kohlendioxid im Blut).

Asplenie

Fehlen der Milz (altgr.: splen); entweder angeboren oder durch operative Entfernung. Auch fehlende Funktionstüchtigkeit des vorhandenen Organes.

Bioverfügbarkeit

Geschwindigkeit und Menge eines Wirkstoffs, das ein Arzneimittel freisetzt, der vom Körper in die Blutbahn aufgenommen wird und an seinem Wirkort zur Verfügung steht.

BMI

Der Body-Mass-Index hilft, das Körpergewicht richtig zu interpretieren. Die **Formel**, die dahinter liegt, setzt das Körpergewicht in Kilogramm mit der Körpergröße in Metern zum Quadrat ins Verhältnis. **BMI** = Körpergewicht (in kg), geteilt durch Körpergröße (in m) zum Quadrat. (WHO).

Endokrines System

Ist die Bezeichnung für alle Organe im menschlichen Körper, die Hormone produzieren. Hormone steuern und regulieren verschiedenste Körperfunktionen.

Enterisches Nervensystem

Was gerne umgangssprachlich als Bauchhirn bezeichnet wird, ist ein überaus komplexes System aus Nervenzellen das den ganzen Magen-Darmtrakt umfasst und nahezu die gleiche Nervenzellenzahl wie das Rückenmark hat.

Fatigue-Syndrom

Stammt aus dem Französischen und beschreibt den Zustand dauernder Müdigkeit und Erschöpfung und ist manchmal ein Begleitsyndrom chronischer Erkrankungen wie z. B. Krebs und Rheuma. Auch lange dauernder Schlaf beseitigt das Syndrom nicht.

Fragilitätsfrakturen

Die Fragilitätsfraktur wird nach der World Health Organization (WHO) als eine Fraktur (Knochenbruch) definiert, die aufgrund eines inadäquaten Traumas (Verletzung) entsteht und bei normaler Knochensubstanz nicht zu einer knöchernen Verletzung geführt hätte.

Ganglien

Sind eine Anhäufung von Nervenzellen.

Gastrektomie

Operative Entfernung des gesamten Magens.

Grundumsatz

Der Grundumsatz ist die Menge an Energie, die der Körper täglich benötigt, um alle lebenswichtigen Funktionen wie beispielsweise Körpertemperaturregelung, Atmung, Arbeit der Organe und Verdauung durchzuführen und aufrechtzuerhalten.

Homogenisierung

Verfahren, bei dem nicht mischbare Flüssigkeiten wie Fett und Wasser gemischt werden.

Hyperosmolare Lösungen

Lösungen (Flüssigkeiten), die mehr gelöste aktive Teilchen haben, als im Blutplasma des Blutes eines Menschen vorhanden sind. Das heißt: Die Konzentration der aktiven Teilchen ist in der Lösung höher als im Blut. Die Osmolarität, die Konzentration der Teilchen in einem Liter, wird angegeben in Mol pro Liter.

Hyperosmolarität

Eine Hyperosmolarität liegt vor, wenn die Osmolarität (Anzahl der gelösten Teilchen) einer Lösung bzw. eines Getränks, also ihre molare Konzentration pro Liter (Mol / l) höher ist als die Osmolarität im Blut.

Hypoglykämie

Auch Unterzuckerung genannt, bezeichnet in der Medizin einen sehr niedrigen Zuckerwert (Gukosegehalt) im Blut.

Innervation

Versorgung der Organe und Gewebe mit Nerven. Die Innervation ermöglicht die Reizleitung und die Steuerung von Körperfunktionen.

Intrinsic Factor

Name eines Eiweißes (Glykoproteins), das in der Magenwand gebildet wird und das sich mit dem in der Nahrung aufgenommenen Vitamin B12 (Cobolamin) verbindet, damit es im Dünndarm aufgenommen (resorbiert) werden kann. Wenn kein Intrinsic Factor vorhanden ist, weil der Magen fehlt, kann der Dünndarm kein Vitamin B12 aufnehmen.

Jejunum (lat: Leerdarm)

Das Jejunum (Leerdarm) ist der mittlere Abschnitt des Dünndarms zwischen Duodenum (Zwölffingerdarm) und Ileum (Krummdarm). Er macht etwa zwei Drittel der Länge des gesamten Dünndarms aus. Wichtig ist, dass im Jejunum sämtliche Nährstoffe und Wasser aus dem Nahrungsbrei resorbiert werden.

Kardia

Bezeichnet den Eingangsbereich des Magens; häufig auch Magenmund genannt.

Ileum (lat: Krummdarm)

Unterer Teil des Dünndarms.

Limbisches System

Ist ein System im Gehirn, das an unterschiedlichen Orten im Gehirn existiert. Trotzdem arbeiten diese Teile intensiv zusammen. Das limbische System ist zuständig für das Lernen und damit wichtig für die Gedächtnisleistung, aber auch für die Entwicklung von Gefühlen (Emotionen). Außerdem zuständig für das vegetative Nervensystem, auf das es regulierend einwirkt.

Magensaft

Besteht aus der Verdauungsflüssigkeit des Magens (Salzsäure und Pepsinogen).

Magenpförtner

Ringförmige Muskulatur, die sich zwischen dem Magen und dem Zwölffingerdarm (Duodenum) befindet und das Ende des Magens bildet. Er steuert die Magenentleerung und verhindert das Zurückfließen von Darminhalt (und Gallensaft).

Major Depression

Schwere Depression mit den typischen Zeichen: Antriebslosigkeit, Schwermut, Hoffnungslosigkeit, Gefühl innerer Leere, Konzentrationsstörungen und Nachdenklichkeit.

Markfibrose

Bindegewebswucherung, hier: im Knochen.

Osteomalazie

Auch Knochenerweichung genannt; ist eine Erkrankung der Knochen, bedingt durch eine Störung der Knochenbildung.

Osteoporose

Auch als Knochenschwund bezeichnet. Im Alter nimmt die Knochendichte ab, sodass das Risiko eines Knochenbruches steigt.

Parasympathisches Nervensystem

Nach körperlicher oder seelischer Anspannung und Anstrengung hilft es, wieder in den Ruhezustand zu kommen. So sinkt z.B. die Herzfrequenz, die durch die Anstrengung enggestellten Blutgefäße erweitern sich wieder. Auch die Atmung wird wieder langsamer und der Darm nimmt seine Tätigkeit wieder auf, die Darmbewegungen kommen wieder in Gang.

Peroralia

Medikamente, die über den Mund (oral) aufgenommen werden.

pH-Wert

Der pH-Wert gibt an, wie sauer oder alkalisch (= basisch) eine Flüssigkeit (also auch das Blut) oder ein Gewebe ist.

Postprandial

Der Begriff bedeutet: nach einer Mahlzeit, nach dem Essen.

Postoperativ

Der Begriff bedeutet: nach einer Operation.

Refluat

Aus dem Lateinischen von refluere = zurückfließen; die Flüssigkeit, die in die Speiseröhre (Ösophagus) zurückfließt.

Reflux

Ist das Zurückfließen das Mageninhaltes mit der Magen- und Gallensäure in die Speiseröhre (Ösophagus), was als saures Aufstoßen oder Sodbrennen empfunden wird.

Sepsis

Ist eine der schwerwiegendsten Erkrankungen des Menschen, die im Volksmund auch gerne Blutvergiftung genannt wird und an zweiter Stelle der häufigsten Todesursachen steht

Vegetatives Nervensystem

In der Medizin werden 3 Teile des vegetativen Nervensystems unterschieden: Sympathikus, Parasympathicus und das Eingeweide-Nervensystem (enterisches Nervensystem). Das vegetative Nervensystem steuert alle lebenswichtigen Funktionen wie: Atmung, Blutdruck und den gesamten Stoffwechsel.

25 Essentials

Starten Sie Ihre Ernährung nach der Magenentfernung, wie Sie ein Baby ernähren würden: zunächst flüssige, dann breiige und schließlich feste Nahrung.

Vertrauen Sie Ihrem Geruchssinn, denn der hat sich nach der Gastrektomie verändert. Was gut riecht, wird Ihnen wahrscheinlich bekommen.

Benutzen Sie sog. »Tracking Apps« (z. B. Lifesum®, Yazio®, Myfitness-Pal®), um festzustellen, wie viel Kalorien und welche Makronährstoffe (Kohlenhydrate, Protein, Fett) Sie zu sich genommen haben.

Für die Zwischenmahlzeiten halten Sie ein Maltodextrin-Getränk, Snacks, trockenen Kuchen, Joghurt oder Ähnliches bereit.

Essen Sie keine blähenden Gemüsesorten, vor allem keine Zwiebeln – in welcher Form auch immer!

Essen Sie nur kleine Mahlzeiten, kauen Sie gründlich und trinken Sie wenig während des Essens. Ruhen Sie nach dem Essen.

Gerichte mit Soße »rutschen besser«.

Nahrungsmittel wie Rohmilchprodukte, rohes Fleisch wie Tatar oder Carpaccio, Rohwurst (Salami, Mettwurst, Teewurst, Stracke etc.), roher Fisch wie Sushi, Räucherlachs und rohe Meeresfrüchte wie Austern sowie Speisen mit rohem Ei sind tabu! Denken Sie daran, Käse nur zu essen, wenn er aus pasteurisierter Milch hergestellt wurde.

Überlegen Sie, ob Sie als Nahrungsergänzungsmittel Leinöl mit Omega-3-Fettsäuren nehmen wollen.

Appetitlosigkeit ist eine der häufigsten Beschwerden bei einer Krebserkrankung. Es ist sehr belastend, wenn man keinen Appetit hat.

Sie benötigen etwa alle drei Monate eine intramuskuläre Injektion mit den Vitaminen ADEK. Ihr Hausarzt wird Sie beraten. Vitamin B12 können Sie auch oral zu sich nehmen.

Nach Gastrektomie ist eine osteologische Mitbehandlung zwingend zur Stabilisation des Kalzium- und Knochenstoffwechsels notwendig.

Hygiene in der Küche ist für Magenlose ohne Alternative.

Man isst mit dem Bauch und ernährt sich mit dem Kopf! Lernen Sie, wieder mit Freude zu essen!

Literaturverzeichnis

[1] Baum P, Diers J, Lichthardt S, Kastner C, Schlegel N, Germer CT, Wiegering A: Mortality and complications following visceral surgery—a nationwide analysis based on the diagnostic categories used in German hospital invoicing data. Dtsch Arztebl Int 2019; 116: 739–46. DOI: 10.3238/arztebl.2019.0739

[2] Biesalski H, Bischoff S, Pirlich M (Hrsg.): Ernährungsmedizin: nach dem Curriculum Ernährungsmedizin der Bundesärztekammer. 5., vollständig überarbeitete und erweiterte Auflage; Georg Thieme Verlag, Stuttgart New York 2018

[3] Davis JL, Ripley RT (2017): Postgastrectomy Syndromes and Nutritional Considerations Following Gastric Surgery. Surgical Clinics of North America 97, 277–293

[4] Davis JL, Selby LV, Chou JF, Schattner M, Ilson DH, Capanu M, Brennan MF, Coit DG, Strong VE (2016): Patterns and Predictors of Weight Loss After Gastrectomy for Cancer. Ann Surg Oncol 23, 1639–1645

[5] Enk P., Frieling Th.: Darm an Hirn!: Der geheime Dialog unserer beiden Nervensysteme und sein Einfluss auf unser Leben Darm an Hirn!: Der geheime Dialog unserer beiden Nervensysteme und sein Einfluss auf unser Leben. Herder Verlag, 2017., Freiburg

[6] Fisher L, Fisher A, Smith PN (2020): Helicobacter pylori Related Diseases and Osteoporotic Fractures (Narrative Review). J Clin Med 9, 3253

[7] Franzke T, Jähne J (2012): Postoperative Syndrome und Lebensqualität nach Eingriffen am Magen. Allgemein- und Viszeralchirurgie up2date 6, 179–190

[8] Gaineazy: Schnell und gesund zunehmen ist easy. 1. Aufl.; selfm8 Medien 2020

[9] Garcia JM, Dunne RF, Santiago K, Martin L, Birnbaum MJ, Crawford J, Hendifar AE, Kochanczyk M, Moravek C, Piccinin D, et al. (2022): Addressing unmet needs for people with cancer cachexia: recommendations from a multistakeholder workshop. J cachexia sarcopenia muscle 13, 1418–1425

[10] Heruc GA, Little TJ, Kohn M (2018): Appetite Perceptions, Gastrointestinal Symptoms, Ghrelin, Peptide YY and State Anxiety are Disturbed in Adolescent Females with Anorexia Nervosa and Only Partially Restored with Short-Term Refeeding. Nutrients 11, 59

[11] Jähne J, Schmida P Rekonstruktion und Ernährung nach Gastrektomie. Aktuelle Ernährungsmedizin 2011; 36(1): 50–53

[12] Krause M, Keller J, Beil B, van Driel I, Zustin J, Barvencik F, Schinke T, Amling M (2015): Calcium gluconate supplementation is effective to balance calcium homeostasis in patients with gastrectomy. Osteoporos Int 26, 987–995

[13] Ludwig MJ: Vitamine D, E, K, A für Abwehrkraft und Gesundheit, warum die fettlöslichen Vitamine so wichtig sind. NUTRICAMEDIA, S.l. 2022

[14] Merlotti D, Mingiano C, Valenti R, Cavati G, Calabrese M, Pirrotta F, Bianciardi S, Palazzuoli A, Gennari L (2022): Bone Fragility in Gastrointestinal Disorders. Int J Mol Sci 23, 2713

[15] Mestrom H: Essen und Trinken nach Magenentfernung. 10.; Bonae Curae Verlag

[16] Moleiro J, Mão de Ferro S, Ferreira S, Serrano M, Silveira M, Dias Pereira A (2018): Efficacy of Long-Term Oral Vitamin B12 Supplementation after Total Gastrectomy: Results from a Prospective Study. GE Port J Gastroenterol 25, 117–122

[17] Paul C: Gut essen und trinken ohne Magen: Empfehlungen und Rezepte für Patienten nach Gastrektomie. 3. Auflage; Pabst Science Publishers, Lengerich 2020

[18] Prologo JD, Lin E, Horesh Bergquist S, Knight J, Matta H, Brummer M, Singh A, Patel Y, Corn D (2019): Percutaneous CT-Guided Cryovagotomy in Patients with Class I or Class II Obesity: A Pilot Trial. Obesity (Silver Spring) 27, 1255–1265

[19] Rabenberg M, Scheidt-Nave C, Busch MA, Rieckmann N, Hintzpeter B, Mensink GBM (2015): Vitamin D status among adults in Germany – results from the German Health Interview and Examination Survey for Adults (DEGS1). BMC Public Health 15, 641

[20] Rainer O, Zollner, S (1958): Die Folgen der totalen Gastrektomie und ihre Behandlung. LangenbecksArch.u DtschZ Chir, 286, 539–553

[21] Rogers PJ, Brunstrom JM (2016): Appetite and energy balancing. Physiology & Behavior 164, 465–471

[22] Schifter R.: Neurologie des vegetativen Systems. Springer, Berlin

[23] Schönfelder A: Fett for life. Solvay Arzneimittel, Hannover 2003

[24] Schumacher G (2011): Moderne Behandlung des Magenkarzinoms. 3

[25] Seo GH, Kang HY, Choe EK (2018): Osteoporosis and fracture after gastrectomy for stomach cancer: A nationwide claims study. Medicine 97, e0532

[26] Teigeler B, Schaumlöffel U Ernährung: Rundum gut begleitet. Health Care Journal der Fa B Braun Melsungen 1/20

[27] Thatcher, Dr Peter.: The Art of Eating without a stomach How ToThrive After Gastrectomy For Stomach Cancer (S.1). Dr. Peter Thatcher. Kindle-Version. Dr.Thatcher Publications 2014

[28] Tovey FI, Hall ML, Ell PJ, Hobsley M (1992): A review of postgastrectomy bone disease. J Gastroenterol Hepatol 7, 639–645

[29] Wagner M, Probst P, Haselbeck-Köbler M, Brandenburg JM, Kalkum E, Störzinger D, Kessler J, Simon JJ, Friederich H-C, Angelescu M, et al. (2022): The Problem of Appetite Loss After Major Abdominal Surgery: A Systematic Review. Annals of Surgery 276, 256

[30] Wetscher G, Redmond E, Watfah C, Perdikis G, Gadenstätter M, Pointner R (1994): Bone disorders following total gastrectomy. Dig Dis Sci 39, 2511–2515

[31] Wren AM,Seal LJ, et.al. Ghrelin enhances appetite and increases food intake in humans.

[32] www.nutricia-metabolics.info Rezeptheft Maltodextrin.

[33] Wyllys E, Andrews E, Mix CL (1920): Dumping stomach« and other results of gastrojejunostomy: operative cure by disconnecting old stoma. Surg Clin Chic Bde. 4:879–892.

[34] Behandlung von Refluxkomplikationen und -beschwerden nach resezierenden Magenoperationen | Der Arzneimittelbrief. https://der-arzneimittelbrief.com/artikel/2000/behandlung-von-refluxkomplikationen-und-beschwerden-nach-resezierenden-magenoperationen; abgerufen am 03.02.2023

[35] Eisenmangel: Was ist Eisenmangel? https://www.eisenmangel.de/was-ist-eisenmangel; abgerufen am 03.02.2023

[36] Evidero Redaktion. https://www.evidero.de/unterschiedliche-zuckerverbindungen; abgerufen am 03.02.2023

[37] Geruchssinn und Geschmackssinn – wie hängen sie zusammen? https://www.gesundheit.de/krankheiten/hals-nasen-ohren/nase-des-menschen/geruchssinn-und-geschmackssinn-ein-unverzichtbares-paar-auf-gegenseitigkeit; abgerufen am 06.02.2023

[38] Hertzer K. https://warmup-cooldown.de/6-medizinische-gruende-fuers-frieren/; abgerufen am 03.02.2023

[39] Hygiene in der Küche. https://www.essen-und-trinken.de/gesund-leben/gesundheit-vorsorge-hygiene-der-kueche-12025536.html; abgerufen am 17.02.2023

[40] Internet-Redaktion des KrebsinformationsdienstesPatienten. https://www.krebsinformationsdienst.de/tumorarten/magenkrebs/ernaehrung.php; abgerufen am 20.01.2023

[41] Internisten im Netz. https://www.internisten-im-netz.de/fachgebiete/magen-darm/aufbau/magen-aufbau-und-funktion.html; abgerufen am 20.01.2023

[42] Gaineazy: Schnell und gesund zunehmen ist easy. 1. Aufl., selfm8 Medien 2020

[43] Krebsforschungszentrum K Deutsches. https://www.krebsinformationsdienst.de/leben/krankheitsverarbeitung/psychoonkologie.php; abgerufen am 20.01.2023

[44] Küchen- und Lebensmittelhygiene. https://www.infektionsschutz.de/hygienetipps/kuechen-und-lebensmittelhygiene/; abgerufen am 17.02.2023

[45] Magenkrebs rechtzeitig erkennen | DKG. https://www.krebsgesellschaft.de/onko-internetportal/basis-informationen-krebs/krebsarten/magenkrebs/magenkrebs-frueherkennung-und-vorsorge.html; abgerufen am 07.01.2023

[46] Mikronährstoffe: Definition & Funktion | gesundheit.de. https://www.gesundheit.de/ernaehrung/naehrstoffe/naehrstoffwissen/was-sind-mikronaehrstoffe; abgerufen am 14.02.2023

[47] Schnyder u. https://www.neurologen-und-psychiater-im-netz.org/psychiatrie-psychosomatik-psychotherapie/stoerungen-erkrankungen/anpassungsstoerungen/symptome-/-stoerungsbild/; abgerufen am 20.01.2023

[48] Kuzminski AM et al.: Effective treatment of cobalamin deficiency with oral cobalamin. Blood 1998; 92 (4): 1191–8

[49] Vidal-Alaball J, Butler C, Cannings-John R, et al. Oral vitamin B12 versus intramuscular vitamin B12 for vitamin B12 deficiency Cochrane Database Syst Rev (3): CD004655. Doi: 10.1002/14651858.CD004655.pub.2

[50] Bolaman Z et al.: Oral versus intramuscular cobalamin treatment in megaloblastic anemia: a single-center, prospective, randomized, open-label study. Clinical therapeutics 2003; 25 (12): 3124–34

[51] Marano L, Porfidia R, Pezzella M, et al. Clinical and immunological impact of early postoperative enteral immunonutrition after total gastrectomy in gastric cancer patients: a prospective randomized study. Ann Surg Oncol. 2013 Nov;20(12):3912-8. doi: 10.1245/s10434-013-3088-1. Epub 2013 Jul 10. PMID: 23838912.

[52] Cheng et al. Enteral immunonutrition versus enteral nutrition for gastric cancer patients undergoing a total gastrectomy: a systematic review and meta-analysis BMC Gastroenterology (2018) 18:11 DOI 10.1186/s12876-018-0741-y

[53] EFSA Panel on Dietetic Products, Nutrition and Allergies (NDA); Scientific Opinion related to the Tolerable Upper Intake Level of eicosapentaenoic acid (EPA), docosahexaenoic acid (DHA) and docosapentaenoic acid (DPA). EFSA Journal 2012;10(7):2815. [48 pp.] doi:10.2903/j.efsa.2012.2815.

[54] https://www.rki.de/DE/Content/Infekt/EpidBull/Merkblaetter/Ratgeber_Salmonellose.html#doc2374560bodyText5 abgerufen 21.5.2023

[55] Leben ohne Magen Friess H,Reim D, Kranzfelder M, PaulC Viatris Healthcare GmbH Troisdor 3. überarbeitete Auflage 2022

Danksagung

Wenn ein Ratgeber erscheint, so steht immer der Autor im Vordergrund. Das ist nicht besonders fair, weil es immer vieler Menschen bedarf, die eine solche Publikation überhaupt erst ermöglichen. Das war natürlich auch bei mir der Fall. Und die lieben Menschen, die mir während des Schreibens eine Hilfe gewesen sind, sollen hier nun besondere Erwähnung finden. Ich hoffe, an alle gedacht zu haben.

Zunächst richtet sich mein Dank an meine Kollegen, den Professoren Dr. F. Hagenmüller und Dr. M. Amling, die mir durch ihre kritischen Anregungen und fachlichen Überprüfungen Sicherheit gegeben haben, dass das, was ich geschrieben habe, fachlich korrekt ist.

Meiner medizinischen Lektorin Frau Dr. Anja Becker danke ich besonders, denn Sie hatte viel Mühe, meine eher wissenschaftlich geprägte Sprache in eine leichte Sprache zu transferieren, damit jedermann den vorliegenden Ratgeber versteht. Im gleichen Atemzug möchte ich auch meinem Korrektor und Layouter Johann-Christian Hanke danken, der mir unheimlich geholfen hat, das Layout zu professionalisieren und letztlich den Ratgeber so in eine PDF-Datei zu formen, dass er ohne Nachfrage des Verlages gedruckt wurde. Man ist manchmal beschämt, was man übersehen hat. Genauso gilt meine Dank Camilla Mitura für die Covergestaltung. Herzlichen Dank für Ihre Mühe.

Meinem Patenkind Katharina Raczeck danke ich für die Zeichnungen, die sie so liebevoll angefertigt hat.

Meinen lieben Schweizer Freunden Elsbeth und Prof. Dr. Markus Schneider danke ich für die besonders intensiven und liebevollen Kommentare und Verbesserungsvorschläge.

Selbstverständlich geht mein Dank auch an die »Blogueuse« und Herausgeberin des Blogs: »Magenlos, aber nicht gaumenlos« (*www.magenlos-*

nichtgaumenlos.com), die mir ermöglichte, viele ihrer Rezepte in meinem Buch darzustellen, um Beispiele für eine geeignete Ernährung zu geben. Mit besonderer Freude lese ich die regelmäßig erscheinenden neuen Rezepte und wunderbaren Reiseinformationen ihres Blogs.

Ebenso danke ich meinem Freund, dem Apotheker Dr. Ullrich Rossée, für Anregungen im Kapitel 20 zur »Medikamentenaufnahme«.

Und selbstverständlich geht der Dank auch an Selbsthilfegruppen, die mich mit ihren Problemen vertraut gemacht haben.

In der 2. Auflage möchte ich mich besonders für die Zusammenarbeit mit Frau Nella Rausch bedanken, die den Blog das »Zellenkarussel« betreibt und den Mut hatte, den Ratgeber zu schreiben: »Warum sagt mir das denn niemand? Was Du nach einer Krebsdiagnose alles wissen musst« (*www.zellenkarussell.de*). Ich kann mir eine authentischere Beschreibung der Problematik kaum vorstellen.

Vielen Dank, ich weiß das sehr zu schätzen.

Hanswerner Bause

Über den Herausgeber

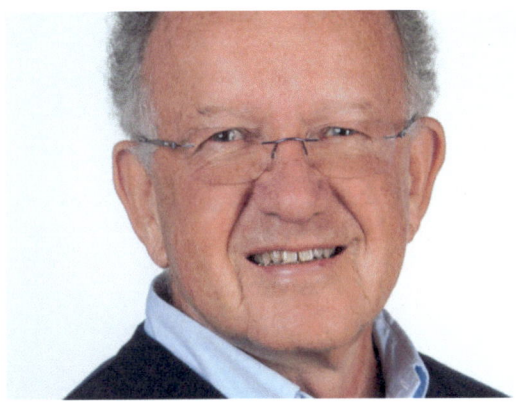

Prof. Dr. med. Hanswerner Bause ist Facharzt und hat fast 40 Jahre in der Intensivmedizin, der Notfallmedizin und Anästhesiologie sowohl im Universitätsklinikum Hamburg-Eppendorf als auch in der Asklepios Klinik Altona als Chefarzt und Ärztlicher Direktor der Klinik gearbeitet. Er ist Mitherausgeber eines Standardlehrbuches der Anästhesiologie, Intensivmedizin, Notfallmedizin und Schmerzmedizin für Studenten (Duale Reihe), Autor zahlreicher medizinischer Buchbeiträge und wissenschaftlicher Publikationen mit dem Schwerpunkt Intensivmedizin und Qualitätssicherung.